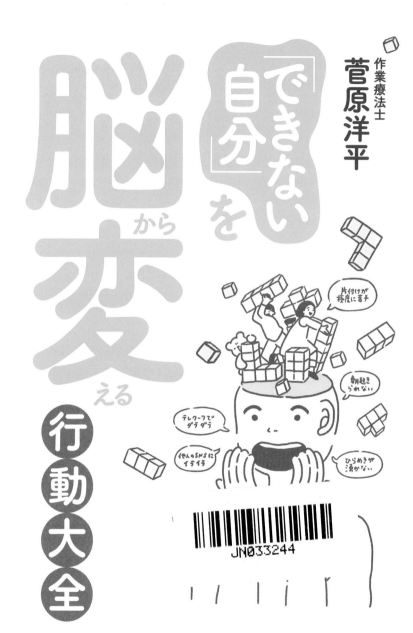

作業療法士
菅原洋平

「できない自分」を

脳から変える

行動大全

片付けが極度に苦手

朝起きられない

テレワークでダラダラ

他人のSNSにイライラ

ひらめきが湧かない

扶桑社

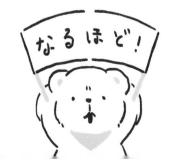

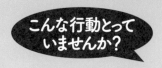

こんな行動とっていませんか？

実は脳によくない！

NG行動習慣チェックリスト

私たちが当たり前のように行っているこんな生活習慣。
実は、脳の仕組みや自律神経を混乱させて、
日々のパフォーマンスを低下させているかも……。

- ☐ 朝は起き抜けにキンキンに冷えた水を飲むのがルーティン
- ☐ 朝、通勤中にネットニュースをくまなくチェック
- ☐ 出勤したらまず最初にメールチェックをして返信する
- ☐ ToDoリストをパソコンやデスクに貼り出している
- ☐ 今日やる作業に必要なものをすべてデスクに並べている
- ☐ スケジュール管理やメモはスマホなどでペーパーレス化
- ☐ 企画のネタ探しのため、気づいたらネット記事を熟読している
- ☐ 企画書や提出書類は完璧な状態になるまで人に見せない
- ☐ 帰りの電車やバスの乗車時間は睡眠に充てている
- ☐ 何か購入するときは売れ筋や人気のランキングを参考にする
- ☐ お菓子は大袋から直接食べる
- ☐ 日記は一日を振り返りながら、夜に書く
- ☐ 眠くなくても早めにベッドに入って本やスマホを見ている
- ☐ 休日は寝だめして、平日に備えている

こうした行動がなぜ
パフォーマンスを低下させ、
あなたを「できない自分」と
思い込ませているのか？

その理由は
本書を読めば
わかります！

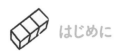

はじめに

　先延ばしグセ、締め切りが守れない、集中力が続かない、忘れっぽい、やる気が出ない、要領が悪い……。

　みなさんは、日々の仕事や生活のなかで直面するこうした悩みを、自分のやる気や努力、性格といった気持ちに原因があると考え、「自分はダメな人間だ」「こんな自分はもうイヤだ！」と自暴自棄になってしまってはいないでしょうか。

　ところが、こうした悩みのほとんどは、実は精神論の問題ではなく、人間の持つ「生理的な仕組み」に原因があります。私たちが普段何気なく行っている行動パターンや、クセになっている生活習慣が、実は脳と体のうまい連携を邪魔していたり、自律神経の本来の働きを発揮できなくさせたりしているのです。

　逆に言えば、正しい知識と科学的なアプローチを使えば、やる気や努力といった精神論に頼らなくても、行動習慣をちょっと変えるだけで「できない」と思っていたことが「できる」ようになり、仕事や日常生活のパフォーマンスがグッと上がるのです。

　私の職業は、「作業療法士（Occupational Therapist）」というリハビリテーションの専門職です。病気や事故で、脳や体が損傷したことによって失った能力を、残った機能で代行する。そのお手伝いをするのが私たちの仕事です。

日本語で「作業」というと、農作業や工芸といったイメージがあるかもしれませんが、「Occupation」が本来意味するのは、呼吸や姿勢、話すことや食べること、もちろん睡眠も含めて、私たち人間が生きるために行うことすべてです。生きるために行うすべてのことを治療的に使って、今の自分をよりよく変えていくのが、私たちの仕事なのです。

　本書では、脳に効率よくパフォーマンスしてもらうためのちょっとした行動習慣を、100項目集めてご提案しています。私がこれまでクリニックでの臨床や企業内研修の現場で取り組んできて、みなさんから「これは意味があった」「なるほどと思った」と言っていただけた習慣ばかりを集めました。どれも「ちょっと試してみて、すぐにできそう」なことばかりです。

　私たちの脳は、「そのくらいならできそう」「もうちょっとでわかりそう」という課題に向かうとき、ワクワクしてやる気が出ます。行動を少し変えてみるだけで気分や考え方が変わるのを実感できると、「自分の脳や体は、自分で変えていける」とわかり、前よりも発揮できる力が増えていくでしょう。

　本書で提案している行動習慣をまねてみることで、自分の脳を第三者の目線で客観的にとらえ、「自分が頑張る」のではなく、「脳が頑張れる」環境を用意してみてください。いつしか小さな驚きとともに、「なんか最近、いい感じかも！」と、毎日がちょっとだけ楽しくなっているはずです。

作業療法士 菅原洋平

本書の読み方

この本は、できなくて困っている方が多い日々の「お悩み」別に構成されています。最初から順に読まなくても、自分が改善したいと気になっている項目や、パラパラめくって「そうそう、こういうことある!」と感じた項目など、好きなところから自由に読んでください。

「こんな自分がイヤだ!」編

Chapter

お悩みのカテゴリを簡潔に表した「章タイトル」のようなものです

こんな自分がイヤだ!

お悩みの内容を、みなさんがイメージしやすい日常の具体的な場面で例示しています。あなたが「あるある」と共感できる悩みを見つけてみてください

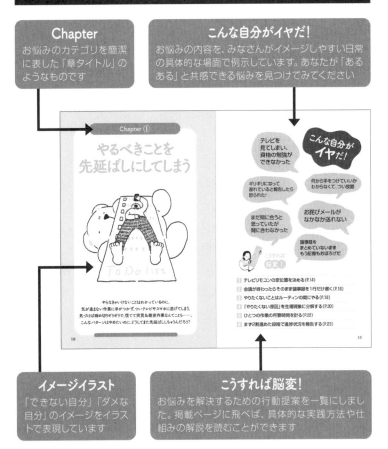

イメージイラスト

「できない自分」「ダメな自分」のイメージをイラストで表現しています

こうすれば脳変!

お悩みを解決するための行動提案を一覧にしました。掲載ページに飛べば、具体的な実践方法や仕組みの解説を読むことができます

「こうして脳変」編

こんな自分がイヤだ！
このページで解決できる
お悩みを示しています

Keyword
このお悩みを解決するために使う脳の仕組みや、解説の大事な専門用語を「Keyword」としてピックアップ。「詳細はP.●」と書いてある言葉は、「用語解説」コラムでさらに詳しく説明しています

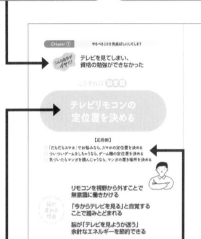

Chapter ①　やるべきことを先送りにしてしまう

こんな自分が
イヤだ！！　テレビを見てしまい、
資格の勉強ができなかった

こうすれば　脳変！

テレビリモコンの
定位置を決める

【応用例】
- 「だらだらスマホ」でお悩みなら、スマホの定位置を決める
- ついついゲームをしちゃうなら、ゲーム機の定位置を決める
- 気づいたらマンガを読んじゃうなら、マンガの置き場所を決める

リモコンを視野から外すことで
無意識に働きかける

脳が
変わる
理由

「今からテレビを見る」と自覚する
ことで踏みとどまれる

脳が「テレビ見ようか迷う」
余計なエネルギーを節約できる

14

「テレビを見る」と自覚することが
テレビを見なくなる第一歩！

Keyword
メンタル
プラクティス
詳しくはP.31

テレビをだらだら見続けてしまう人は、「好きだから仕方ない」と脳内でなんとなく理由づけしています。リモコンに無意識に手を伸ばしてしまうのは、視界に入ったものを自動的に手に取るという指令が脳内で出ているためですから、この"無意識のテレビタイム"に陥らないためには、そもそもリモコンを目にしないことが重要です。

試しに、リモコンをその辺に置くのではなく、使い終わったら同じ場所に戻すようにしましょう。すると、リモコンを取りにいく際に「今からテレビを見ようとしている」と脳が自覚して、望ましくない行動を踏みとどまることができます。

また、一連の動作を脳内でイメージする「メンタルプラクティス」を行うことで、実際に体を動かさなくても、動作の結果を脳に覚えさせることが可能です。これにより、脳が余計なエネルギーを消費せずに継続しやすくなるでしょう。

15

こうすれば脳変！
お悩みを解決するための具体的な行動提案を見出しにしています

脳が変わる理由
見出しの行動提案が、なぜ脳を変えてくれるのかポイントを要約しています。時間がない方は、右ページの解説を読まずにここだけ読んでも概要を把握できます

応用例／具体例
見出しの行動提案を別の場面で使う際の「具体例」や、同じ脳の仕組みを利用している別の行動提案を「応用例」として紹介しています

解説
見出しとなっている行動提案がなぜお悩みを解決できるのか、脳の仕組みや体のメカニズムから、実践するときのコツ、具体例や応用例について詳しく解説しています

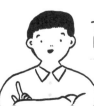

すぐにできる"脳変"習慣で
「できない自分」から卒業！

目次

やるべきことを
先延ばしにしてしまう

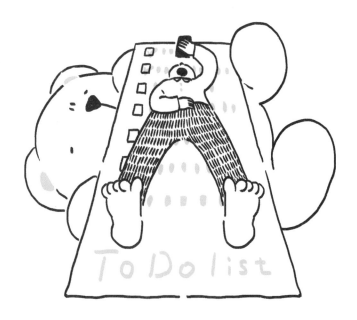

やらなきゃいけないことはわかっているのに、
気が進まない作業に手がつかず、ついテレビやスマホに逃げてしまう。
気づけば締め切りギリギリで、慌てて突貫＆徹夜作業なんてことも……。
こんなパターンはやめたいのに、どうしてまた先延ばししちゃうんだろう？

テレビを
見てしまい、
資格の勉強が
できなかった

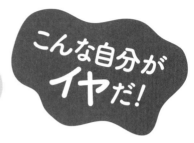

ギリギリになって
遅れていると報告したら
怒られた！

何から手をつけていいか
わからなくて、つい放置

まだ間に合うと
思っていたが
間に合わなかった

お詫びメールが
なかなか送れない

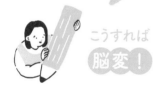

こうすれば
脳変！

議事録を
まとめていないまま
もう記憶もおぼろげだ

1 テレビリモコンの定位置を決める（P.14）

2 会議が終わったらそのまま議事録を1行だけ書く（P.16）

3 やりたくないことはルーティンの間にやる（P.18）

4 「やりたくない原因」を生理現象に分解する（P.20）

5 ひとつの作業の所要時間を計る（P.22）

6 まず2割進めた段階で進捗状況を報告する（P.23）

テレビを見てしまい、
資格の勉強ができなかった

こうすれば 脳変 ①

テレビリモコンの
定位置を決める

【応用例】

○ 「だらだらスマホ」でお悩みなら、スマホの定位置を決める

○ ついついゲームをしちゃうなら、ゲーム機の定位置を決める

○ 気づいたらマンガを読んじゃうなら、マンガの置き場所を決める

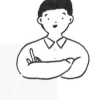

脳が
変わる
理由

リモコンを視野から外すことで
無意識に働きかける

「今からテレビを見る」と自覚する
ことで踏みとどまれる

脳が「テレビを見ようか迷う」
余計なエネルギーを節約できる

「テレビを見る」と自覚することが
テレビを見なくなる第一歩！

　テレビをだらだら見続けてしまう人は、「好きだから仕方ない」と脳内でなんとなく理由づけしています。リモコンに無意識に手を伸ばしてしまうのは、視界に入ったものを自動的に手に取るという指令が脳内で出ているため。ですから、この"無意識のテレビタイム"に陥らないためには、そもそもリモコンを目にしないことが重要です。

　試しに、リモコンをその辺に置くのではなく、使い終わったら同じ場所に戻すようにしましょう。すると、リモコンを取りにいく際に「今からテレビを見ようとしている」と脳が自覚して、望ましくない行動を踏みとどまることができます。

　また、一連の動作を脳内でイメージする「メンタルプラクティス」を行うことで、実際に体を動かさなくても、動作の結果を脳に覚えさせることが可能です。これにより、脳が余計なエネルギーを消費せずに継続しやすくなるでしょう。

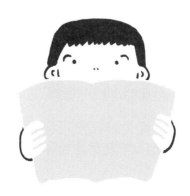

こんな自分がイヤだ！

議事録をまとめていないまま もう記憶もおぼろげだ

こうすれば 脳変 ②

会議が終わったらそのまま 議事録を1行だけ書く

【応用例】

○ 会議が終わったら、書類はとりあえずファイルに挟む
○ 打ち合わせが終わったら、すぐに資料作成のための文書ソフトを開く
○ 帰宅したら、とりあえず資格のための勉強ノートに日付を書く

脳が
変わる
理由

「議事録を1行書く」までが
会議の一連の作業だと脳に保存する

書類をしまうだけでも
作業の区切りが脳に植えつけられる

脳が新たな法則を覚えて
自然に作業できるようになる

「次の作業」までがワンセットだと脳に覚え込ませる

**フィード
フォワード**

詳しくは P.91

「会議が終わる」までを一連の作業として脳に保存していると、「議事録をまとめる」という行為は脳にとって別のタスクになるため、先延ばししたくなってしまいます。そんなときは、「議事録を1行だけ書く」までが「会議」という一連の作業の区切りだと脳に覚え込ませましょう。こうして「次になすべきこと」を脳に下見させて準備してもらう働きを「フィードフォワード」といいます。

このとき、議事録をすべて仕上げる必要はありません。あくまで脳に「新しい作業の区切り」を見せて、「自分は次の作業に手をつけてからやめる傾向にある」と学習させるのが目的です。例えば、会社から帰って資格試験の勉強をするのをサボってしまうときは、「勉強ノートに日付を書いたらだらだらしていい」と決めるだけでも有効です。その法則を脳に覚え込ませれば、やがて帰宅したら自然と勉強ノートを開けるようになります。

お詫びメールが
なかなか送れない

こうすれば **脳変 3**

やりたくないことは
ルーティンの間にやる

【具体例】

○ 朝起きたら洗面や歯磨きの前に仕事をする

○ 帰宅したら持ち帰りの仕事を机の上に出してからバッグを置く

○ 帰宅後の入浴が面倒くさいときは、お風呂のスイッチを入れてからくつろぐ

脳が
変わる
理由

いつも通りの行動をしているとき、
脳と体は安定している

やりたくない作業はルーティンの間に
割り込ませると身構えずにできる

起床後、帰宅後、入浴後の
タイミングがおすすめ

起床後、帰宅後、入浴後は
気が進まない作業のチャンス

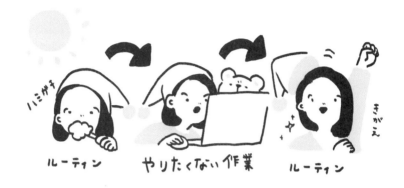

ハミガキ

ルーティン　やりたくない作業　ルーティン

きがえ

　脳が新しい行動を選ぶとき、そのリスクに対応するために体は「高代謝状態」をつくり身構えます。これが、新たなことを始めようしたときに不安になったり、イヤな気分になったりする原因です。

　それに対して、いつも通りの行動をしているときは脳も体も安定しています。なので、やりたくない作業があったら毎日のルーティンの間に割り込ませたり、慣れない作業の後にはいつも通りの行動をすると、身構えたりせず、自然な流れで行うことができるようになります。人は起床後、帰宅後、入浴後の行動はルーティンになりやすい傾向があるので、気が進まないことがあるならそのタイミングを狙うといいでしょう。

何から手をつけていいか わからなくて、つい放置

こうすれば 脳変 4

「やりたくない原因」を 生理現象に分解する

【具体例】

○ 冬場に洗い物ができない原因は「寒い」からだった

○ ランニングが続かない原因は「靴が合わなくて痛い」からだった

○ 電話ができないのは「緊張して心拍数が上がる」からだった

脳が 変わる 理由

できない原因を 「やる気がない」にすり替えない

本当の原因を「寒い」「痛い」 といった生理現象に分解してみる

生理現象だけに対策を取ると、 あっさりできるようになる

「やる気が出ない」のではなく 原因となる生理現象を突き止めよう

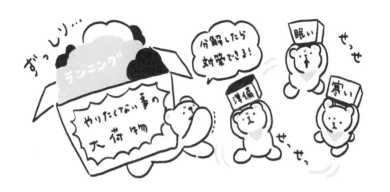

目の前の作業に取りかかれない脳内では、「頭頂葉」でとらえた「暑い／寒い」「痛い」「べたべたする」といった生理現象と、「前頭葉」で判断した「やりたくない」「やる気が出ない」といった心理現象が押し合っており、これを「競合の原理」と呼びます。

例えば、冬場の台所に洗い物が溜まっているとき、本当は「寒い」とか「あかぎれが痛い」といった生理現象が原因なのに、脳が勝手に「やる気が出ない」という心理現象にすり替えてしまうとなかなか行動できません。そんなときは、生理現象だけに注目し、「厚着をする」「ビニール手袋をつける」といった対策をすると、あっさり行動できるようになります。

Keyword

頭頂葉

前頭葉

競合の
原理

21

こんな自分が
イヤだ!

まだ間に合うと思っていたが 間に合わなかった

こうすれば 脳変 ⑤

ひとつの作業の 所要時間を計る

あいまいな見積もりを
やめて所要時間を
正確に把握しよう

Keyword

交感
神経
詳しくは P.131

ドーパミン
詳しくは P.41

高代謝
状態

　締め切りを守れない人は、締め切り間際で「交感神経」が高まった状態を「仕事がはかどっている」と錯覚しがち。「ドーパミン」によって「またできる」という期待感で先延ばしし、体は「高代謝状態」になって疲弊します。まずは朝の洗顔や入浴、メールチェックや資料作成など、ひとつひとつの作業の所要時間を計って正確に把握しましょう。そうすれば、「出かけるまで30分あるから、15分かかる作業なら終えられそうだ」と、空いた時間に作業を組み込み、効率よく終えることができるようになります。

ギリギリになって遅れていると報告したら怒られた!

こうすれば 脳変 ⑥

まず2割進めた段階で進捗状況を報告する

「完成してから見せよう」と思わない!

Keyword

構え効果

詳しくは P.41

　仕事の報告や資料作成などで、完璧を求めるあまり時間がかかりすぎてしまう人は多いと思います。しかし、そもそも作業に「完璧」はありません。ミスを犯さないことや、見やすいレイアウトにこだわることが目的化すると、時間だけが過ぎて息苦しくなってしまいます。「仕事は一人ではなく、相手と共有して進めていくもの」という意識で、まずは2割程度できあがった段階で一度、相手に報告するようにしましょう。自分だけだと視野が狭くなり、間違いに気づかない「構え効果」と呼ばれる現象に陥ることがあります。他者の視点から意見をもらうことで、そうした状態から抜け出すことができます。

取りかかるのが
遅すぎる

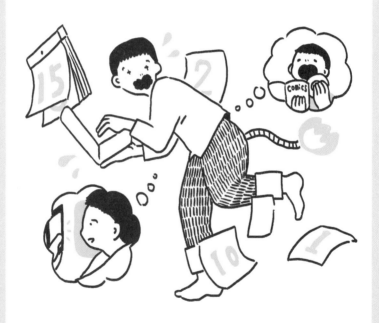

締め切りまであと何日だっけ？
来週だから、まだ大丈夫。あと3日あるから、まだ大丈夫……。
いつも取りかかるのが遅すぎて、今日も雑なプレゼンをするハメに。
手をつけさえすれば、早く終わるはずなんだけどなぁ。

こんな自分が
イヤだ！

取りかかってしまえば
気分が乗るのに、
なかなか手につかない

気持ちだけでなく、
心なしか体まで
重い気がする

準備をしたり、調べたり、
作業に取りかかるまでの
道のりが遠く感じる

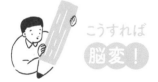

こうすれば
脳変！

7 「調べてからやろう」ではなく、調べながら作業する(P.26)

8 太ももを上げ下げして大腰筋を鍛える(P.28)

9 書き心地がいい筆記用具を使う(P.30)

準備をしたり、調べたり、作業に取り
かかるまでの道のりが遠く感じる

こうすれば **脳変 7**

「調べてからやろう」ではなく、調べながら作業する

【応用例】

○ とりあえず作業を始めて、調べが必要なら作業を進めながらやる
○ 使い方をゼロから調べるのではなく、使ってみてわからなかったら調べる
○ まずやってみて、つまずいたら問題点をググってみる

なるほど！

**脳が
変わる
理由**

下準備の段階から本番だと
認識することで思考停止を防ぐ

失敗データを取り込むことで
行動を修正できる

感覚データを脳に集めることで
難題の解決策が見える

「とりあえず」でいい！
とにかく作業を開始する

　下準備に時間を要してなかなか作業に取りかかれないという場合は、準備や計画を練ることも本番作業に含めて、すでに本番が始まっているという既成事実をつくることが重要です。また、プロセスの途中で「失敗」だと感じると思考停止するかもしれません。脳は行動によって得た感覚で次の行動を修正する、「フィードバック」というシステムで動いています。予測した結果と現実の差が大きいほど、人は失敗だと感じますが、異なるデータを脳に入れなければ行動の向上も見込めないのです。作業が進むにつれて、予測とのギャップも小さくなるので、失敗を恐れなくなります。

　また、「こうでなければ作業が始まらない」という思い込みを捨てて、とりあえず作業に取りかかることも重要です。とくに難題と感じたら、予測不足は当然だと考えて、フィードバックに必要な感覚データを集めることを意識しましょう。

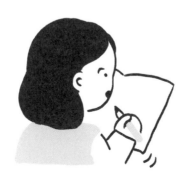

こんな自分がイヤだ!

気持ちだけでなく、心なしか体まで重い気がする

こうすれば 脳変 8

太ももを上げ下げして大腰筋を鍛える

【応用例】

○ 家や会社の階段を上り下りする
○ その場で10回だけスクワットしてみる
○ 5分だけ外をランニングしてくる

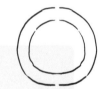

脳が変わる理由

軽い運動をすることで
脳の伝達がよくなる

ポジティブな表現は脳内で
前向きな行動イメージにつながる

腰回りを鍛えると
体がすぐ動くようになる

「重い腰」はNGワード！
軽い運動が脳の伝達力を上げる

　椅子に座ったまま気分が乗らない……。それは体からの情報が途絶えてしまっているせい。頭の働きを高めるには、筋肉の感覚を使うことが重要です。ギリギリの課題に取り組んだときに、「重い腰を上げる」という表現を使いがちですが、それだと自分の脳内でも腰が上がりにくい動作が再現されてしまうので、マイナスな言葉はNG。素早く気分を上げるためには、軽い運動がおすすめです。とくに「大腰筋」の筋力が低下すると、日常の生活でも腰が重く感じられてしまいます。筋肉が動ける状態になっていると、脳も行動の指令が出しやすくなります。すぐに行動を起こせる「軽い足腰」を準備しておきましょう。

大腰筋を鍛える
エクササイズ

Keyword

大腰筋

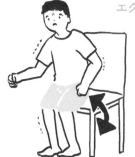

椅子に腰掛けて肘を90度曲げ、体重を前に移動しておしりを浮かせます。そのまま5秒キープ！

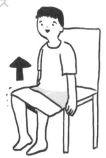

ゴムベルトで両脚の太ももを束ねるように巻き、椅子に腰かけて、片方のひざをできるだけ高く上げ下ろししてみましょう

こんな自分が**イヤ**だ!

取りかかってしまえば気分が乗るのに、なかなか手につかない

こうすれば 脳変 9

書き心地がいい筆記用具を使う

Keyword

触覚　　脳の活性化

脳の活性化のカギは「触覚」!ペンは反発力で選ぼう

　筆記用具を使って、「触覚」を変えると、すぐに行動できることがあります。なぜなら脳は触覚から感じ取ったことを無条件で信じやすく、豊かな触覚情報を得るとやる気が出て、体が思い通りに動きやすくなるからです。

　なので、普段から使用する筆記用具は書き心地がよく、ペン先を紙に当てて跳ね返る「反発力」で選ぶようにしてください。字を書くときにムダな力が抜けるので自然と疲れなくなります。さらに使い慣れてくると、筆記用具を介してより緻密な感覚を得ることができ、「脳の活性化」にもつながります。

**メンタル
プラクティス
とは?**

　脳が動作の結果を描けるようになると、行動が完結しやすくなります。実際に体を動かさなくても、脳内で一連の行動と結果をイメージすることを「メンタルプラクティス」といいます。
　例えば、「食事が終わった後、食器洗いまで済ませておくと、翌朝に台所がピカピカになっている」という状態をイメージします。すると行動していなくても、脳内では動いているときと同じような働きが起こるのです。
　この「メンタルプラクティス」を有効に活用するには、まず行動する前に一連の動作をイメージし、行動し終わった後は自分の行動を振り返ってリプレイするようにしましょう。継続することによって、習慣化にもつながっていきます。

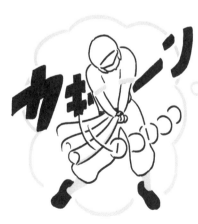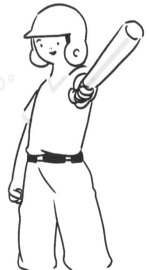

ホームランを打つまでの一連の動作をイメージすることによって、脳は実際にホームランを打つための行動を思い描きやすくなる

行き当たりばったりで計画性がない

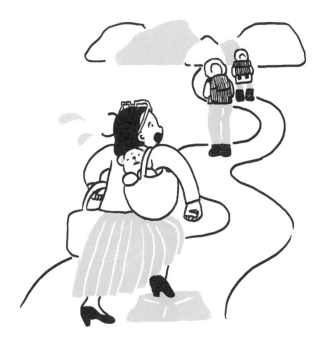

小学生の頃から、夏休みの宿題は毎年8月31日が山場だった。
計画はいつだって計画倒れ。
大人になったら、計画性が身につくものと思っていたけど、
どうやらそんなことはないみたい……。

こんな自分が**イヤ**だ!

「土日にやればいいや」
と思っていたら
月曜日になっていた

今日中に
終わらせるつもりが、
いつの間にか朝

計画を立てようにも、
やることが無限に
ある気がする

袋菓子は開けたら
最後、すぐにからっぽ!

こうすれば
脳変!

こんな自分が **イヤ**だ!

「土日にやればいいや」と思っていたら月曜日になっていた

こうすれば **脳変** 10

1週間の始まりを
金曜日にする

【応用例】

○ 一日の終わりを朝に設定する
○ 買い物リストを作成するまでが、1週間の献立作り

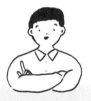

脳が
変わる
理由

生体リズムを理解することで
自律神経系の負担リスクを軽減

一日の終わりを翌朝の起床時と
認識すると睡眠の質が高まる

1週間の区切り方を変えることで
金曜日をどう迎えるかが逆算できる

　平日に終わらなかった仕事を土日で片づけようと思っていたのに結局、何もせず憂鬱な気分で月曜日を迎えてしまう。これは人間の「生体リズム」を理解することで「自律神経」の負担を減らし、行動改善につながります。月曜から金曜に仕事をして、土日は休むというペースで生活をしていると、脳が週末は休ませようとして副交感神経モードに切り替えているのです。そこで金曜日を「1週間の始まり」と意識して、次の作業に少し手をつけるようにしましょう。すると、脳が切り替わらずに土日でも作業をやめない思考に変わっていきます。

　また、起床時に「昨日は何もできなかった」と反省することが多い人は、一日の終わりを翌朝に設定しましょう。脳にとってはその晩の睡眠によって情報整理をするまでが一日に含まれます。ですから、朝をどう迎えるかを意識した行動ができるようになるのです。

Keyword

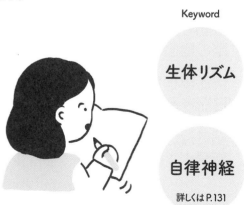

生体リズム

自律神経

詳しくは P.131

こんな自分がイヤだ!

今日中に終わらせるつもりが、いつの間にか朝

こうすれば 脳変 11

日記は朝つける

【応用例】

○ 大きな選択に迷ったら、朝イチにいきなり決めてみる

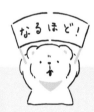
なるほど!

脳が
変わる
理由

日記を書き続けることで
脳の直感回路が太くなる

情報整理が終わった朝に
日記を書くとポジティブな内容に

起床後はホルモンの分泌が増加し
素早く決断できる

「今日はどう過ごそう？」。
朝日記なら自然と計画が立つ

　自分で何かを決めるための重要な神経系である脳の「直感回路」は、決めたことを言語化すると太くなり、伝達速度が速まります。言語化には日記が有効ですが、タイミングも重要。普通は一日の終わりの就寝前に書くことが多いですよね。しかし、寝る前の脳は一日の情報がごちゃ混ぜになっていて、必要な情報よりもネガティブな感情を思い出しやすい性質があり、書いているうちに反省文になりがち。ですから、日記を書くのに最適なのは、一晩寝て脳の情報整理が終わった翌朝。自分にとって有益な内容になり、ポジティブな気持ちでに一日をスタートできます。

　また、人間の体に備わっている「生体リズム」において、行動を選択する力を担う男性ホルモン「テストステロン」の分泌が増加するのは起床から2時間後。何かを決断する際は、脳がもっとも決断しやすい時間帯を選ぶことで実行しやすくなります。

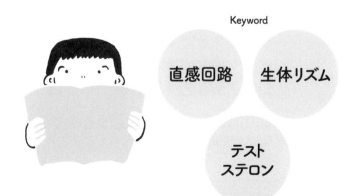

Keyword

直感回路　生体リズム

テスト
ステロン

計画を立てようにも、やることが無限にある気がする

こうすれば 脳変 ⑫

9ブロックの「タスクビンゴ」を作る

【具体例】

○ 部屋の片づけ、どこから手をつけていいかわからない！
➡9ブロックのタスクビンゴを使って脳内を整理
○ ToDoがたくさんありすぎてゲンナリ……。
➡9ブロックのタスクビンゴを使って、作業を小分けにする

脳が
変わる
理由

脳内のタスクを明確にすることで
計画性が生まれる

ビンゴを達成するために
シンプルな思考になる

成功した記憶を積み上げることで
脳内が活性化

ビンゴの達成を目標にすれば
脳が勝手に効率よく働いてくれる！

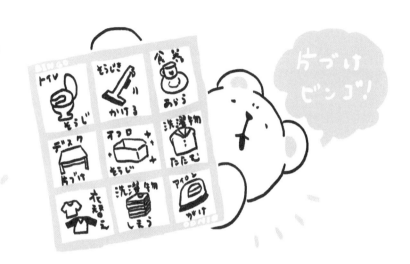

　課題設定がこなせるようになる方法として、9ブロックのタスクビンゴを作成するのが有効です。縦3つ×横3つ、9つのマスに、その日やるべき課題を書き込んでいきます。ビンゴを達成するのが目的になるので、脳は効率よくタスクをこなすためにシンプルな思考になり、行動しやすくなります。

　脳を変えるにはスモールステップで、失敗の少ない低い目標を設定しながら学習する「エラーレス・ラーニング」が重要です。もし9ブロックに設定した課題が一つも達成できなかった場合は、一つを抜き出して、さらに課題を細分化してハードルを下げ、成功の記憶を積み上げるトレーニングを続けてみましょう。

こんな自分がイヤだ!

袋菓子は開けたら最後、すぐにからっぽ!

こうすれば 脳変 13

お菓子は袋から
直に食べない

お皿に取り出すことで
自然と脳が見通しを立てられる

Keyword

予期せぬ
報酬

ドーパミン

詳しくは P.41

　お菓子をやめられないときは、脳が「どのぐらい食べるのか」という見通しを立てられず、「予期せぬ報酬」を期待するため「ドーパミン」が分泌されて行動抑制しにくくなります。お菓子を食べるときには、必ず袋から食べる分だけ皿に取り出すようにしましょう。食べ終わる状態がわかることで、脳内が「予期せぬ」から「予期できる」状況に変わり、あっさりと切り上げることができるのです。またスマホを触る前にも、調べたいことや楽しみたいことなどを事前に口にしてから使うようにすれば、ながらスマホの時間をかなり減らすことができます。

▶▶▼ 🙂✋用語解説 ✋🙂 ▼▼◀

構え効果とは?

人間の脳は情報を受け取るときに無意識に「こうであるはずだ」と決めてかかっています。これは脳の「構え効果」によって起こります。構え効果は無意識で起こる現象なので、先入観で考えて誤解やトラブルがないように、構え効果を解除する方法を覚えておきましょう。例えば、探し物をしているときには鼻歌が出たり、関係ない言葉をつぶやきながら探すと、注意が焦点化せずに見つかりやすくなります。また、会議中に構え効果が働くと勘違いが生じがちになるので、話を聞きながらメモ帳に落書きなどをして解除する方法もあります。あえて「人ごと」にすることで、先入観を防いでみましょう。

ドーパミンとは?

何か新しいことに対して、やる気のもとになる神経伝達物質が「ドーパミン」です。このドーパミンが放出されると記憶学習が強化される働きがある一方で、依存症を引き起こす原因物質にもなります。ドーパミン放出による快感が短期間で何度も繰り返されると、アディクション（依存）が起こり、ドーパミンを分泌することが行動の目的になってしまいます。すると、やめたいのにやめられずに、過剰な期待から挫折を繰り返すという罪悪感の悪循環に陥るのです。一時の快楽のドーパミンに依存しないように、その対象をよく観察したり、味わったり、どうやってつくられているのかを分析してみましょう。

41

遅刻癖が直らない

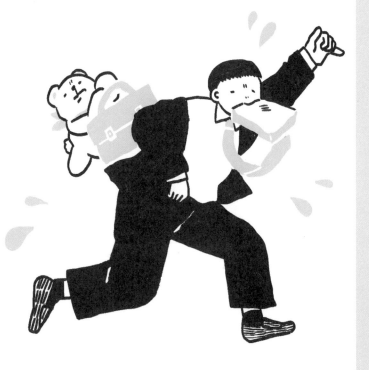

相手や仕事を軽んじるつもりはないんです。
でも、なぜかいつも遅刻してしまう。
余裕を持って準備しているはずなのに、
気づくと家を出る時間を過ぎている……。

こんな自分がイヤだ！

余裕ある行動ができなくて、5〜10分ほど間に合わないことが多い

スケジュールが頭に入っていなくて、予定の直前に慌てがち

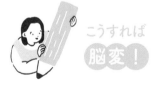

こうすれば脳変！

待ち合わせにいつも遅刻している

スケジュールが頭に入っていなくて、予定の直前に慌てがち

こうすれば 脳変 14

スケジュールは声に出しながら手帳に書く

【応用例】

○ 予定が入ったら、その日のうちに誰かに話しておく
○ 予定が入ったら、その日のうちに当日や前後の行動をイメージしてみる
○ 当日ではなく、前日の夜に着ていく服を決める
○ 出かける直前ではなく、目覚めたらまずヘアセットやメイクを済ませる

脳が
変わる
理由

複数の感覚で入力することで
忘れにくい

人に話すことで
脳内のシミュレーションができる

第三者目線で行動の順番を
組み替えられる

口に出すことで一石二鳥！
忘れにくく準備しやすい

　例えば、スケジュールを手帳やスマホにメモしたのに、書いたこと自体を忘れてしまうことはありませんか？　そんなときは、脳に複数の感覚で入力する「多重感覚入力」を使ってみましょう。やり方は簡単。メモを取る場合は、声に出しながらするだけです。単に書くだけでは、指の筋肉の動きである固有感覚や触覚による入力ですが、声に出すことで「自分の声を聞く」という聴覚も加わり、記憶が定着しやすくなるのです。

　また、予定を人に説明すると、その前後の行動を脳内でシミュレーションすることができ（「メンタルプラクティス」）、時間がかかりそうなことに気づくことができます。さらに、行動を変えるのは難しくても、行動の順番を変えるのは比較的簡単です。着ていく服が決まらない人は前日の夜に選んでおく、メイクやヘアセットに時間がかかる人は、出かける直前でなく朝起きてすぐに済ませておくなど、順番を変えてみましょう。

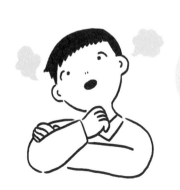

Keyword

多重感覚
入力

メンタル
プラクティス

詳しくは P.31

待ち合わせに
いつも遅刻している

こうすれば **脳変 15**

「いつも遅刻する」ではなく
「遅刻したことがあった」と言う

Keyword

「いつも」はNGワード！ 脳にヒントを与える

記憶

　「いつも」という言葉を使った時点で、脳は記憶されている時間を守るためのヒントが探せなくなってしまいます。「遅刻したことがあった」と言うようにすると、脳が遅刻したときの行動を検索し、同時に時間を守れたときにどのような行動をしたかという記憶も思い出すので、そこに行動を変えるチャンスが生まれるのです。

　例えば、受験の日は遅刻をしないはず。その行動を要素別に分解すると、前日に持ち物を確認したり、会場までのルートを調べたりしたかもしれません。このように、できた要素を再現することであなたの行動は確実に変えられるのです。

こんな自分が **イヤだ!**

余裕ある行動ができなくて、
5〜10分ほど間に合わないことが多い

こうすれば **脳変16**

待ち合わせの前に 単発の予定を入れる

Keyword

不確定要素で脳の注意を引きつける!

新規連合 学習理論

　5〜10分程度の遅刻が多い場合には、その時刻の直前に予定を入れて不確定な要素を加えるといいでしょう。例えば会社の始業に遅刻しがちなら、出勤前にオンラインの勉強会を入れるなど、気にはなっていたけど時間がなくてなかなかできなかったことを予定に組み入れるのです。これは「新規連合学習理論」と呼ばれる仕組みで、報酬が得られるか不確定な課題（＝オンライン勉強会）が設けられると、そこに注意が引きつけられ、時間に間に合うように行動することの価値が高まります。すると、「明日は勉強会に出る」という高い価値を得るために、早めの行動をすることができるのです。

やる気が出ない

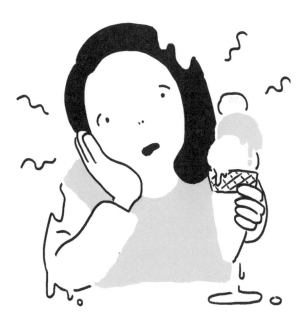

やらなきゃいけないことも、やりたいことも、たくさんあるのに
なーんかやる気が出ない……。
ぼーっとしちゃうし、だるいし、もう予定を見るのもイヤ!

こんな自分がイヤだ！

着手しても、作業が終わるまでに気分が萎える

やることがたくさんあって、目にしただけでイヤになる

気分が乗らないと何もできない！

やる気が出ないし、だるいし、なんだかぼんやり……

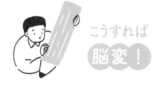

こうすれば

脳変！

49

こんな自分がイヤだ!

着手しても、
作業が終わるまでに気分が萎える

こうすれば 脳変 17

確実に「終わる」
作業からやる

【応用例】

○「もうちょっとで終わりそう」「今までのやり方でできそう」と感じることをやる

脳が
変わる
理由

自分の裁量で物事が進んだ成功
体験から、難易度を少しだけ上げる

脳に心地よい体験として
覚えさせておく

スムーズに作業が進めば
脳が心地よくなり、やる気アップ！

　終わらない作業に気分が萎えてしまう場合は、自分の裁量で行動していると物事がスムーズに進むと感じる「フロー体験」を利用してみましょう。具体的には、過去の資料や、過去にやったことのある類似した取り組みから始めてみると、未知のことへの不安が軽減され、作業がはかどります。これは、これまでできていたことと同じような課題を見つけて、それを着実に積み重ねていく「エラーレス・ラーニング」という手法の応用です。記憶障害のリハビリでも用いられるこの手法は、50個の単語を一気に覚えようとするのではなく、確実に覚えられる5個をマスターした後に、1個ずつプラスしていくというもの。大切なのは、事前に何の苦もなくできる場面で試しておき、自分の脳に小さな成功体験をさせること。その体験に課題を1つだけプラスし、難易度を上げてクリアさせるのです。これを自分の裁量で行ってみましょう。

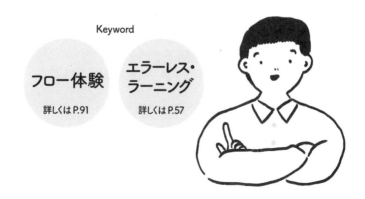

Keyword

フロー体験
詳しくは P.91

エラーレス・ラーニング
詳しくは P.57

こんな自分が
イヤだ!
気分が乗らないと
何もできない!

こうすれば 脳変 ⑱

やる気のある自分に
イケてる名前をつける

【応用例】

○ 「○○しなきゃ」ではなく「○○する」と言い切る
○ 「5分やる」「3項目書く」など数値化して口にする
○ 作業中に「だんだんわかってきた」とつぶやいてみる
○ 「○○みたいに」と比喩を使ってゴールをイメージする

脳が
変わる
理由

トップダウン型の人は
「やる気のある自分」を
イメージさせると効果的

ボトムアップ型の人は
具体的な作業を言い切ると
行動できる

乗ってる自分にイケてる名前で 脳をやる気モード・オン!

　脳の使い方には、ゴールのイメージを描いてから行動する「トップダウン型」と、手順通りに行ってゴールを目指す「ボトムアップ型」の大きく2つのタイプがあり、気分が乗らないときの対処法もそれぞれ違います。まず、トップダウン型の人は比喩表現を使うのが効果的。「デキる営業マン」や、「さすがスーパー主婦」など、自分の望ましい状態にキャッチフレーズをつけることで、脳がそのモードになってすんなり行動できます。一方、ボトムアップ型には具体的な表現が有効です。「○○しなきゃ」ではなく「○○する」と言い切ったり、どこまでやったかを具体的に言語化することでゴールが見えるようになり、作業もはかどります。

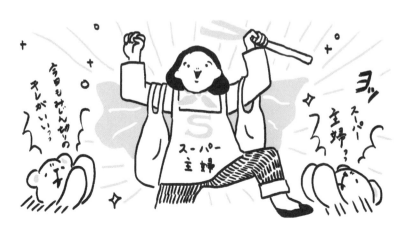

こんな自分が**イヤ**だ！

やる気が出ないし、だるいし、なんだかぼんやり……

こうすれば 脳変 ⑲

水を一日2リットル飲む

【応用例】

◯ 定期的に水を飲む
◯ 定期的にトイレに行く
◯ 口呼吸ではなく鼻呼吸を心がける

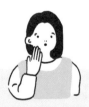

 脳が変わる理由

交感神経系を抑えて
口内も脳もスッキリ

隠れ脱水状態を防げば
集中力もアップ

水分不足は百害あって一利なし！
隠れ脱水症状に注意して

　興奮による刺激を全身の器官に伝える「交感神経系」が活動していると、唾液に粘性の高いムチンという物質が含まれます。一方、リラックスをつかさどる副交感神経に代表される「迷走神経系」が活動していると、唾液は酵素を多く含んでサラサラの状態に。朝起きたとき口が渇いているのは、リラックスしているはずの睡眠時に、交感神経系が働き続けて高代謝状態になっているということ。十分に休めていない証拠です。

　口が渇いて集中できないときは、定期的に水を飲んだり、口を閉じて鼻呼吸を心がけたり、口の中で舌を動かすようにしましょう。成人は一日に２リットルの水を飲むことが望ましいですが、集中していると水分摂取量が減り、それでも汗で水分は失われるため、気づかないうちに脱水状態になってしまいます。脱水状態は、ぼんやり、脱力、イライラの原因にも。水分補給と排尿を忘れずに。

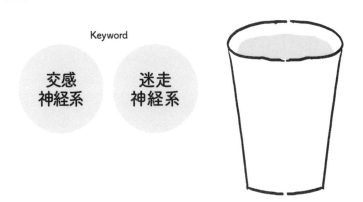

Keyword

交感
神経系

迷走
神経系

こんな自分がイヤだ！ やることがたくさんあって、目にしただけでイヤになる

こうすれば 脳変⑳

今やる仕事の資料だけ出す

使うものだけ目に入る環境で
脳の覚醒度を操ろう！

Keyword

腹側迷走
神経系

　仕事や勉強を始めるとき、資料や教材を並べただけで疲れてしまい、やる気が出なくなります。これは、たくさんの課題を難易度の高い「冒険」と捉えてしまい、脳の覚醒度が下がってしまうから。脳が最適な覚醒ゾーンに入るのは、自律神経の「腹側迷走神経系」が働いて安心感が生み出されているときなので、テキストならまず一冊だけ開いて、知っていることが書いてある問題に答えていけばいいのです。脳に「ちょっと頑張ればできそう」という課題を提出してあげるつもりで、課題の見せ方を変えてみましょう。

エラーレス・ラーニングとは?

　　失敗しないレベルの目標設定をして、成功体験を重ねていく学習は「エラーレス・ラーニング」と呼ばれます。多くの日本人が実践する学習方法は、最初から高い目標に向けて間違いを繰り返しながら反復するうちに、いつかできるようになるというものです。ただしこれでは達成までに落ち込む回数が増えるばかりで時間もかかります。

　エラーレス・ラーニングにおいては、現時点で確実にできる目標を設定し、それが達成できたら次の段階の目標を加えます。地味なプロセスに思えますが、脳にとって予測と現実のギャップが小さく、エネルギー消費も抑えられるので、結果的に高い目標に早く到達できるようになるのです。

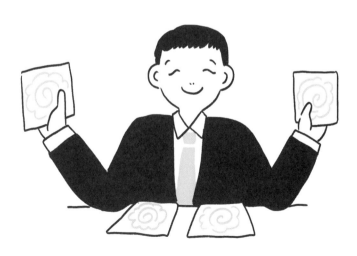

確実にこなせる課題を達成して成功体験を積むと、結果的に効率よく高い目標に到達できるという考え方がエラーレス・ラーニングだ

すぐに気が散って集中できない

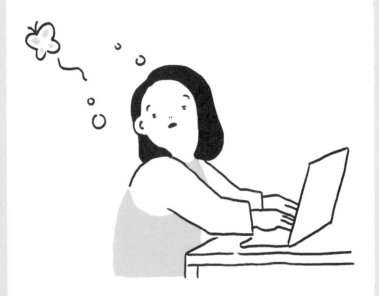

「よーし、やるぞ!」と始めたものの、
なんだか集中できなくて、あれもこれもと手をつけて。
気づくとぜーんぶ中途半端になっちゃって、
「そういえばあれも……」と気が散ってしまう……。

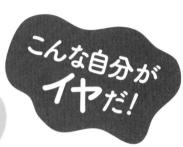

こんな自分が
イヤだ！

集中できなくて、
気づいたら体が
ぐてーっとなっている

パソコンで
書類を見ていたはずが、
ネットサーフィンに

始めた作業が
終わらなくて、なんだか
すべて中途半端

始めたはいいものの、
「そういえばあれも……」
と気が散る

こうすれば
脳変！

21 両足の裏を地面につける（P.60）

22 指サックをつける（P.62）

23 書類は画面でなく紙で読む（P.64）

24 スキマ時間には「終わりの見える作業」だけやる（P.65）

こんな自分がイヤだ！

集中できなくて、気づいたら体がぐてーっとなっている

こうすれば 脳変 21

両足の裏を地面につける

【応用例】

○ 厚めのひざかけをかける
○ 作業中は脚を組まない
○ 30分に1回姿勢を正す

脳が変わる理由

姿勢を正すことで
脳の覚醒度が高まる

上頭頂小葉が働いて
マルチタスクを回避できる

ワーキングメモリが
活発に働く

姿勢を正すことで
脳の覚醒度が高まる

　作業する姿勢と脳の集中力は密接に関係しています。仕事に集中できないときは、頬杖をつく、脚を組む、椅子に浅く腰かけて背もたれに寄りかかる（仙骨座り）、といった姿勢になっていませんか？　体の中心部の筋肉の活動が低下すると、脳の覚醒度が低下します。そんなときは、下のイラストを参考に姿勢をリセットしてみましょう。また、姿勢が崩れるとボーッとするだけでなく、無駄な情報に気が散りやすくなります。脳の「上頭頂小葉」という部位は、姿勢と作業の正確性に関連しており、姿勢が崩れると「ワーキングメモリ」（ストックした情報をつなぎ合わせて効果的に使う能力）が働かなくなってしまうのです。

❶両足の裏を地面につける
❷両肩を耳につけるように肩をすくめ、その肩を後ろに引いてストンッと落とす（そこが本来の肩の位置）
❸肛門を締めて、肩をおしりに向けて引き下げ5秒キープ
※❶〜❸を3回繰り返す

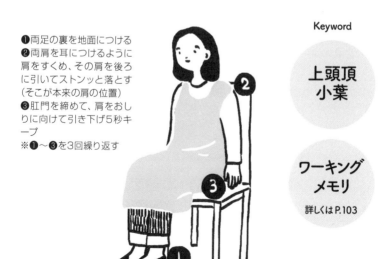

Keyword

上頭頂
小葉

ワーキング
メモリ

詳しくはP.103

こんな自分が**イヤ**だ！

始めたはいいものの、
「そういえばあれも……」と気が散る

こうすれば 脳変 22

指サックをつける

【応用例】

○ ノートやペンを書き心地のいいものに替える
○ 下着を快適なものに取り換える

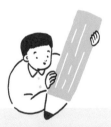

脳が
変わる
理由

**脳の前方連合野の働きを抑制して
雑念をカット**

触覚を刺激することで集中力アップ

触覚を刺激すると
雑念を抑えることができる

　集中できずに考えごとをしてしまう場合は、指サックをつけて、脳に新鮮な触覚情報を届けましょう。たったそれだけで、普段よりもはかどるような感じがします。見たり聞いたり触ったりといった感覚をつかさどる脳の「後方連合野」が指サックによって刺激され、ぐるぐると考えごとをしてしまう「前方連合野」の働きを抑制してくれます。同じように、筆圧を感じやすい柔らかい下敷きを使ったり、ノートやペンを書き心地のいいものに替えることでも、触覚や手の筋肉の感覚を増強できておすすめ。

　触覚は外受容感覚のなかでは唯一塞ぐことのできない感覚です。人との会話に集中できない、文章が理解しづらい、相手に対して否定的な感情が湧く……といった場合は、衣服の素材やフィット感が悪く、体や脳が不快感を感じている可能性も。肌に接している下着を快適なものに取り換えるだけで、改善するかもしれません。

Keyword

後方
連合野

前方
連合野

こんな自分が **イヤだ!**

パソコンで書類を見ていたはずが、ネットサーフィンに

こうすれば 脳変 23

書類は画面でなく紙で読む

ディスプレイから紙に変えるだけ!ポイントはまばたき

Keyword

デフォルト・モードネットワーク
詳しくは P.113

オフィスワーカーを対象にした調査で、「ディスプレイよりも紙のほうが没頭しやすく文章が読みやすい」という結果が出ています。要因として、紙の作業は両手で複数の文書を同時に処理できたり、操作位置への視線移動が不要という点や、集中を乱すツールバーなどの刺激がないことが挙げられています。もうひとつ考えられるのは、ディスプレイでの作業だとまばたきが減り、脳内で情報処理を行う「デフォルト・モードネットワーク」が機能しづらいという点。まばたきは一瞬ですが、脳内では情報をまとめる重要な役割があるのです。

始めた作業が終わらなくて、
なんだかすべて中途半端

こうすれば 脳変 24

スキマ時間には
「終わりの見える作業」だけやる

Keyword

スキマ時間に部屋の片づけはNG。
ゴールを見定めて

脳内時間

　時間が守れない人は、「まだ時間がある」と、スキマ時間に部屋の片づけなどの終わりのない作業を始めてしまいがち。ゴールが見えない作業は情報量が多いです。脳は、情報量が多いと時間がゆっくり進む錯覚を起こしますが、実際の時間の流れは変わらないので、気がつけば思った以上に時間が過ぎているのです。一方で、時間が守れる人は、「メールを1通送る」といった具合に、ゴールが明確な作業を選択しています。このように、スキマ時間ができたときにはゴールの見える作業を選べば、簡単に時間の超過を防ぐことができるのです。

無意識に
スマホいじりに
逃げてしまう

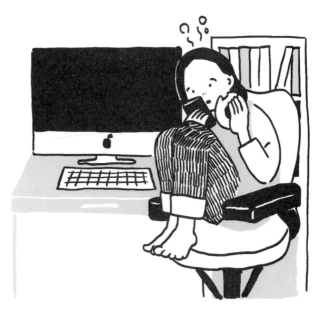

メールの返信をしていたはずが、
いつのまにかゲームやSNSに興じている。
ディスプレイに通知が見えると、気になってそわそわ。
これってもしかして、スマホ中毒?

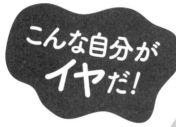

こんな自分が
イヤだ!

調べ作業中、気づけば
スマホゲームに夢中

作業をしていたはずが、
無意識のうちに
スマホを触っている

ディスプレイに
通知があると
居ても立っても
いられない!

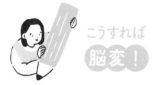

こうすれば
脳変!

こんな自分が **イヤ**だ!

作業をしていたはずが、
無意識のうちにスマホを触っている

こうすれば 脳変 25

手元に
「香りのアイテム」を置く

【具体例】

◯ 手元にアロマストーンを置いてみる
◯ 手首に香水をつけてみる
◯ 気が散ったら、ルームフレグランスをシュッ

脳が
変わる
理由

香りで脳を刺激すれば
脳の覚醒度が戻る

乱れてしまった前頭葉の内側領域の
連携を再起動できる

集中が切れた瞬間に
香りで気づける

飛んでいった意識を引き戻すには 「香り」の力を借りてみよう

　仕事や勉強の最中にスマホが気になることはありませんか？「交感神経」の活動が活発になっていると、刺激に対する瞬発力が働いて気が散りがち。そんなときは、お気に入りのアロマオイルや香水をティッシュに一滴垂らし、作業している手元に置いてみましょう。集中できているとその香りはあまり感じませんが、気が散ったときに「ふっ」と香りがして意識がそれたことに気がつき、元の作業に戻ることができます。

　これは、香りという情報によって、低下した脳の覚醒度が復活するため。香りなどの刺激に対して自分が快か不快かを判断する脳の「扁桃体」は、「前頭葉の内側領域」と綿密に連絡を取り合っています。これは、注意がそれるのを抑制してくれる領域。香りという刺激を得ることで、乱れてしまった嗅覚—扁桃体—前頭葉の内側領域の連携が再起動し、注意を取り戻すことができるのです。

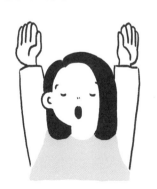

Keyword

交感
神経

詳しくは P.131

扁桃体

詳しくは P.221

前頭葉
内側領域

こんな自分が **イヤだ!**

ディスプレイに通知があると 居ても立ってもいられない!

こうすれば **脳変26**

スマホを 視界の中に置かない

Keyword

モデル フリー システム

モデル ベース システム

視界に入るだけで 脳がエネルギーを消費してしまう!

　作業や勉強、テレワーク中にテーブルの上にスマホを置いていると、集中から遠ざかってしまいます。これは、スマホを置いているだけで脳のエネルギーがムダ遣いされているから。具体的には、大脳基底核が担っている、目に入ったスマホなどに無意識で手を伸ばすときに働く「モデルフリーシステム」と、状況を見てストップをかけたりゴーを出す、前頭葉の「モデルベースシステム」が、「スマホを見るか、見ないか」とせめぎ合い、神経が激しく活動するため。視界に入るだけで脳は無意識にエネルギーを消費するので、スマホを視界に入れないことが重要です。

こんな自分が イヤだ!

調べ作業中、気づけばスマホゲームに夢中

こうすれば 脳変 27

「○○を検索する」と目的をつぶやく

言語化すると
脳が行動をリハーサルする

Keyword

外言語化　　内言語化

　あるキーワードを検索して、そこから数珠つなぎ式にネットサーフィンしてしまい、気づいたら1時間たっていた……。そんな事態を回避するためにおすすめなのが「言語化」です。例えば「SDGs」を検索したいなら、「SDGsを検索する」と声に出してから検索するだけで、スマホをダラダラ触り続けることがなくなります。実際に声を出すことで音声が耳から聞こえるフィードバックがあり、行動の予測と結果が明確になって、行動が完結します。発声する「外言語化」に慣れたら、頭の中でつぶやく「内言語化」でも脳にサインが送れるようになりますよ。

テレワークだと
ついダラダラ
してしまう

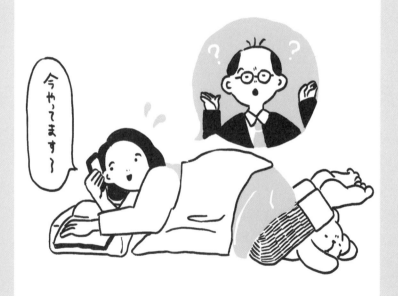

今やってます〜

通勤時間がないってサイコー！
だけど、人目がないとついパジャマでダラダラ……。
作業に飽きてぼんやりしていたら、
あれ!?　もう午後?

こんな自分がイヤだ！

ダラダラ
してたら
もう午後!

ベッドの上で
作業しちゃうときがある

人が見ていないと
ついダラけてしまう

専用デスクがないから
テーブルの上がぐしゃぐしゃ

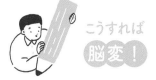

こうすれば
脳変！

すぐに作業に飽きて
中断してしまう

こんな自分が イヤだ!

ベッドの上で作業しちゃう ときがある

こうすれば 脳変 28

決めた場所以外で 仕事をしない

【応用例】

○ 作業に取り組むときは時間や服装、使う道具を決める
○ 体の向きや見える景色をいつもと同じにする
○ 朝起きていきなり机に向かい、
　「その場所で仕事した」という既成事実をつくる

脳が
変わる
理由

脳は「場所」と「行為」を
セットで記憶する

場所を限定すると
脳が予測しやすくなる

一度実行するとフィードフォワードで
脳が再現しようとする

脳に仕事場を認識させることで
スムーズにタスクを行動に移せる！

　スムーズに作業に入るには、デスクを見たときに脳が「仕事する場所だ」と認識することが重要です。デスクの上にある仕事と関係ないものをしまい、実行したい作業しかできない場所にすると脳が切り替えやすくなります。これは選択肢を狭めてあげると、脳が行動予測を立てやすくなるためです。また、仕事する場所を1か所に限定すると、頭の中で行動をイメージしやすく（「メンタルプラクティス」）なります。一連の流れが描けるようになると、「フィードフォワード」によって予測と実際の行動がつながり、スムーズに行動できるようになるのです。

　とはいえ、最初から集中するのは簡単ではありません。その場合は、朝起きたら何の準備もせずに座って、デスクで少しだけ作業してみてください。このように、「デスクで仕事した」と脳に記憶させると、次にデスクに座ったときも集中できるようになります。

Keyword

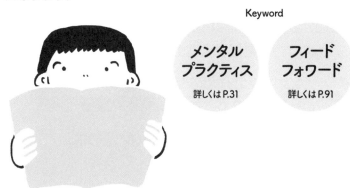

メンタル
プラクティス

詳しくはP.31

フィード
フォワード

詳しくはP.91

こんな自分がイヤだ！

ダラダラしてたらもう午後!

こうすれば **脳変29**

ダラダラした時間で何ができたか想像してみる

【具体例】

○ 午前中、パジャマでダラダラしていたけど、メールの返信と企画書ができた
○ YouTubeを見ていた1時間半で、提案書をまとめられた
○ スマホゲームをしていた30分あれば、プレゼン資料を集められた

脳が変わる理由

ダラダラした時間も単位で
数値化すると管理に使える

1つの作業を時間単位で
まとめると計画しやすくなる

作業の1単位を組み換えれば
好きな時間割がつくれる

自分の行動をただ後悔するのはNG！
どう有効活用するかを考えて実現可能に

　家で企画資料を作成しようとパソコンを開いたのに、つい動画を見始めて気づいたら1時間もたっていた。そんなときは「ムダな時間を過ごしてしまった……」と後悔するのではなく、自分が過ごしたその時間は、どう有効活用できたのかを考えてみましょう。例えば、「ネットで動画を見ていたのが2時間。この前の会議で新企画の方向性が決まるまで1時間かかった。ということは、2時間あったらもう1本企画を立てられたんだ」と考えることができます。そうすると、ダラダラ過ごしたことで明らかになった時間感覚を、効率よく仕事するための材料にできるのです。1時間で終わる作業をまとめた情報をひとかたまりとして脳に入れておけば（「チャンキング」）、仕事とプライベートの予定が組みやすくなり、自分の趣味や資格勉強など「忙しくて時間が取れない」と思っていたことも実現できるようになるでしょう。

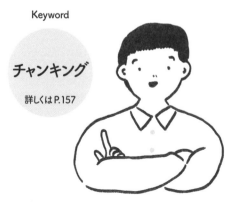

Keyword

チャンキング

詳しくはP.157

こんな自分が **イヤ**だ!

すぐ作業に飽きて 中断してしまう

こうすれば **脳変**㉚

飽きたらこまめに 作業内容を変える

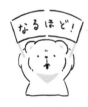
なるほど!

コツをつかめば気分転換するほど 作業がはかどる!

Keyword

ドーパミン

詳しくは P.41

　作業の合間の気分転換の方法にはコツがあります。集中力が続くギリギリまで粘って、作業に飽きたときに気分転換を図ると、そっちの行動にのめり込んでしまい、本来やらなければならない作業に集中できなくなります。なので、ストップウォッチで休憩のタイミングを決めたり、休憩ではスクワットなどで軽く体を動かしてからデスクに戻るなど、能動的に区切ったほうが効果的です。元の作業に戻ったときにも脳内モードがすぐに切り替わり、軽い運動をすると「ドーパミン」の分泌量が増えて集中力が高まるので、本来の作業がさらにはかどります。

こんな自分がイヤだ！

人が見ていないと、ついダラけてしまう

こうすれば 脳変 31

テキパキ働く人が集まる場所で作業する

大事なのは環境！
共感作用をうまく使おう

Keyword

オキシトシン

詳しくはP.121

　周りが仕事していないと安心してサボりがちになってしまうのは、神経伝達物質の「オキシトシン」が生みだす共感が原因です。オキシトシンは、自分の属するグループの絆を深める半面、他のグループ（仕事する人たち）との違いを強調したり、排除する作用もあるとされています。ですから、オキシトシンによって、グループ全体が仕事しない方向へと導かれていくのです。

　逆に言えば、「テキパキ働く人たちが集まる場所」を選んで作業すれば、オキシトシンをうまく利用することができて自然と「仕事する人」に変わることも可能なのです。

こんな自分がイヤだ！ **専用デスクがないから
テーブルの上がぐしゃぐしゃ**

こうすれば 脳変 32

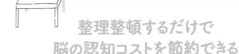

机に置くものを
最小限にする

整理整頓するだけで
脳の認知コストを節約できる

Keyword

扁桃体
詳しくはP.221

認知コスト
詳しくはP.121

　机の上にモノが山積みになっていると、脳内で配置の記憶ができずに「位置がわからない＝リスクが高い」と判断して「扁桃体」が強く反応します。その反応で、目の前の作業は自分にとっての脅威になるかもしれないと認識して、息苦しくなったり、体がこわばって行動できなくなったりと体に悪影響を及ぼします。

　テーブルは整理整頓して、「認知コスト」を下げることを意識しましょう。モノが多すぎると脳が選択を迷い、不要な視覚刺激を抑制するために余計なエネルギーを消費します。安心と快適のために、テーブルに置くモノは減らしましょう。

▶･▼ 🙋‍ 用語解説 🙋‍ ▼･▼

ハーフタスクとは?

ハーフタスクとは、「半分は経験済みの課題」を指す言葉。作業量ではなく作業内容を半分にする「質の調整」を行うと、脳の能力を存分に発揮できるようになります。とくにハーフタスクが有効なのは、物事に取り組もうとしても「無理」とか「つまらない」と感じてやる気が起きないとき。そんな状況に直面したら、まずは目の前の課題を「経験済み」か「未経験」かに振り分けて、そのなかから自分ができる領域と未経験の領域が半分ずつになるように作業を設定しましょう。脳は「嫌だな」と思うだけでエネルギーをムダ遣いして、やる気からどんどん遠ざかってしまいます。ハーフタスクでできる部分から進めることが重要です。

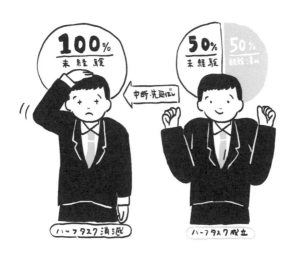

中断や先延ばしをすると、せっかくハーフタスクだった仕事も内容ややり方を忘れて100%未経験のことになり、さらに先延ばししたくなってしまう

仕事モードから抜け出せず疲れてしまう

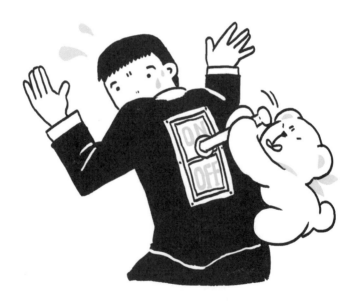

プライベートと仕事をきっちり分けている人って
どうやってオンとオフを切り替えているんだろう?
帰ってからも、なんだかずっと緊張感があって
仕事のことが頭を離れずソワソワ……。

こんな自分が
イヤだ！

ずっと緊張
しているような
気がする

オンとオフを
切り替える
タイミングが
わからない

やるべきことが
終わっても、
ソワソワする

こうすれば
脳変！

なんだかずっと
オンモードが抜けない

なんだかずっと
オンモードが抜けない

こうすれば 脳変 33

バッグの口は
最後まで閉じる

【応用例】

○ 出社から帰宅までが仕事、という意識を持ってみる
○ すべての皿を運んでから洗い、すべての皿を洗ってから拭くのではなく、「運んで洗って拭く」という一連の動作をセットで完結させてみる

脳が
変わる
理由

記憶をパターン化させると
行動が素早くなる

行動の見通しが立つことで
脳疲労が和らぐ

作業を完結させる記憶を重ねると
モードの切り替えができる

一連の動作に区切りをつければ
パターン化して脳が切り替えられる

仕事が終わって家に帰っても、脳がオフモードにならずに休んでいても疲れている。そんな場合はいろいろな作業に手をつけるのではなく、一連の動作を最後まで完結させることで脳のオン／オフが切り替えやすくなります。

例えば、バッグからモノを取り出して、適当に閉めているとチャックが半開き状態になっていませんか？　視覚的にわかりやすく動作の区切りをつけるために「バッグからモノを取り出したらチャックを最後まで閉じる」ことを徹底します。ひとつひとつの動作を完結させておくと、脳がスムーズに行動を予測しやすくなります。行動の見通しが立つようになると、脳の疲労も和らぎます。さらに継続することで、作業に何かが割り込んでも「今の作業が完結してから次に取りかかろう」といったんストックする「ワーキングメモリ」の能力が高まるのです。

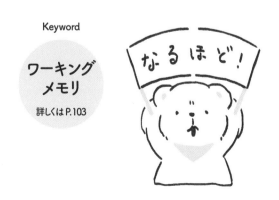

Keyword

ワーキング
メモリ

詳しくはP.103

こんな自分が
イヤだ！

やるべきことが終わっても、ソワソワする

こうすれば 脳変 34

タスクから解放されたら、好きなものに触れる

【応用例】

○ タスクを達成したら、体を動かす

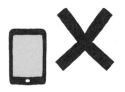

脳が
変わる
理由

脳への情報を制限することで、
ドーパミンからの解放感が
罪悪感に変わるのを防ぐ

いとおしさを感じる時間で
脳を落ち着かせる

帰宅後は「いとおしさ」をチャージ！
脳を落ち着かせよう

　課題を終えたら、すぐにネットやゲームを始めてしまう。これは仕事モードから脳を休ませるとき絶対にやってはいけない行動です。頭をフル回転させてタスクを達成した後は脳が興奮状態にあり、そこに情報を流し続ければ、「ドーパミン」の解放感が罪悪感へと変わり、疲労と後悔だけが残ってしまいます。やるべきことから解放された後は、筋トレやストレッチ、ヨガなど体を動かすことで、興奮した神経活動を抑制する「GABA作動性ニューロン」を増やしましょう。また、放出されたドーパミンを、セロトニンや「オキシトシン」といった神経伝達物質につなぎ替えることも重要。例えば、パートナーや子どもと会話をしたり、ペットや趣味のモノに触れたりして、自分がいとおしさを感じる時間を過ごしましょう。すると、心が落ち着き、脳もクリアな状態になります。

Keyword

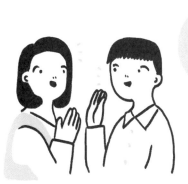

ドーパミン

詳しくは P.41

GABA
作動性
ニューロン

オキシトシン

詳しくは P.121

こんな自分が
イヤだ！

オンとオフを切り替える
タイミングがわからない

こうすれば **脳変** 35

仕事モードになる
「変身アイテム」を決める

【具体例】

○ 仕事中は、仕事専用の腕時計をつける
○ プライベートとは違う香水を使う
○ オンとオフで髪型を変える

脳が
変わる
理由

役割を決めると
脳がうまく切り替わる

行動パターンを決めることで
脳のエネルギー消費を節約

演じる役割が増えると
柔軟な行動ができる

TPOに合わせたグッズに頼れば切り替え上手になれる!

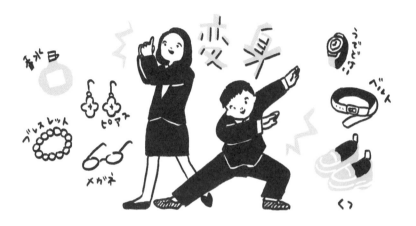

　脳を仕事モードにうまく切り替えるには、「ビジネスパーソン」という役割を演じるためのグッズを用意しておくといいです。例えば、会社を複数経営している社長のなかには、会社ごとに着用するジャケットを決めている人がいます。そのように役割を演じるアイテムを用意して、あらかじめ自分の行動パターンを明確にしておくと、脳のエネルギーを節約できます。

　また、TPOに合わせて役割パターンの種類を増やしておくと、脳の切り替えがスムーズになります。家庭においてもパートナー、子ども、一人の時間などに合わせて、役割を演じる「制服」を用意しておけば柔軟な対応ができるようになりますよ。

ずっと緊張しているような気がする

こうすれば 脳変 36

打ち合わせの合間に
オフィスを歩く

体を動かすことで
脳のモードを切り替える

Keyword

エグゼクティブ
ネットワーク
詳しくは P.113

デフォルト・
モード
ネットワーク
詳しくは P.113

　会議が立て続けに入って、一息つく間もなく焦ってしまう。脳には、集中しているときに使われる「エグゼクティブネットワーク」と、脳内の情報処理をしている「デフォルト・モードネットワーク」があります。脳のオン／オフの切り替えが上手な人は、この2つの回路の切り替え能力に長けています。コツは、「頭を使うこと」と「体を使うこと」を交互に行うこと。一つの打ち合わせが終わったら、合間にオフィスを歩くだけでもモードは切り替わります。作業の間が詰まっていたり、作業開始から90分以上たっていたら、意図的に体を動かしましょう。

▶・・▼ 用語解説 ▼・・▼

フィード フォワード とは?

フィードフォワードとは、目的を達成するためにどうあるべきかを予測して行動を決める脳のシステムです。このフィードフォワードが機能することで、物事にすんなり取り組めるようになります。フィードフォワードを機能させるには、「脳が次の行動を予測できるところまで、前の行動を途切れさせずに連続させる」ことが重要。例えば、食事をした後に台所までお皿を持っていき、そのまま一枚だけでもお皿を洗うと、あなたの脳は「食事を終えてから皿を洗う」までの関係がわかります。たったこれだけでフィードフォワードが働き、脳は「こんな展開もアリなのか!」と新しい法則を見いだし、スムーズな行動につながるのです。

フロー体験 とは?

フロー体験とは、仕事や遊びなどに心底没頭していると時間があっという間に過ぎる状態を指す心理学用語。スポーツ選手が極度の集中状態で競技に没頭し、好成績を収めたときに「ゾーンに入った」という言葉を使いますが、これも同じ状態です。フロー状態は、使命感や楽しさを感じながら能動的に物事に取り組むときによく見られますが、自分で意識して体験できるものではありません。しかし、脳と体をゾーンに入りやすい状態に準備しておくことは可能です。フロー状態は日中の眠気の少ないときに起こりやすいため、睡眠不足は大敵。1分間目を閉じたり、起床時間をそろえて、コンディションを整えておきましょう。

要領が悪くて
すぐにテンパっちゃう

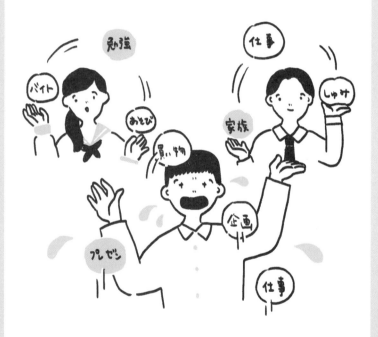

人と同じ時間を働いているはずなのに、
なぜかいつも自分だけ終わっていないような気がする。
あれもこれも、やることが山積みだけど、すべて中途半端!
はあ、ちゃんと仕事をこなせるようになりたいよ……。

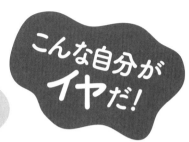

こんな自分が
イヤだ！

メールの返信作業で
午前が終わってしまった

どうしたものかと
考えていたら
2時間がたっていた

パソコンに通知が出ると
作業を中断してしまう

あれもこれもと
始めるけど
どれも終わらない

"ちゃんとしっかり"
やりたい！

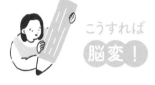

こうすれば
脳変！

どのファイルが最新か
すぐにわからなくなる

メールの返信作業で
午前が終わってしまった

こうすれば 脳変 37

出勤してまず
メールチェックするのをやめる

【応用例】

○ 深部体温がもっとも高い夕方に作業をする
○ 確実に対応できるときだけメールやSNSをチェックする

脳が
変わる
理由

自分主導で行動すると
予測と結果のギャップが減る

脳の回路が活発になる起床4時間後
に最重要な実作業をこなす

朝は頭がもっとも冴えている時間帯！
メールチェックに費やしてしまうのはもったいない

　メールチェックは、確実に返信できるときだけするように意識を変えてみましょう。とくに朝、出勤してすぐにメール確認する人はもったいないです。起床から2〜4時間後がもっとも脳が冴えていて仕事がはかどる時間なのに、予測と異なる行動を取ると、エネルギーを消耗してしまうのです。出社してデスクに座ったら、まずは短時間で終わる実作業から取り組み、脳に「出勤→メール」ではない流れを記憶させましょう。

　また、人間は時間帯によって同じ作業でもペースが変わりますが、それを左右するのが「深部体温」です。人間の生体リズムは「4−6−11睡眠の法則」が基礎になっており、もっとも体温が上がる夕方の時間帯に素早く課題をこなすことができます。体と仕事とのリズムがズレて問題が生じてしまう「ソーシャルジェットラグ」も防ぐこともできるでしょう。

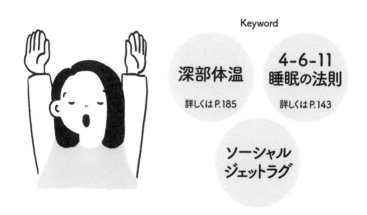

Keyword

深部体温

詳しくはP.185

4-6-11
睡眠の法則

詳しくはP.143

ソーシャル
ジェットラグ

パソコンに通知が出ると
作業を中断してしまう

こうすれば 脳変 38

使わないときはパソコンの
モニターをオフにする

【応用例】

○ ToDoリストを付箋に書いて貼るのをやめる
○ 作業の区切りでパソコンをいちいちログアウトする

脳が
変わる
理由

モニターを消すことで
無意識に脳が反応しなくなる

情報を絞ると脳に疲労が溜まりにくい

脳の作業効率をアップさせるには
一つの作業に集中

脳のエネルギーを無駄遣いしない！
モニターオフでセルフコントロールしよう

　作業に集中していたのに、パソコン画面の片隅にメールの受信通知が表示されると、気になって作業を中断してしまう。そんなときは、作業の区切りでモニターの電源をオフにしましょう。視界に入るだけでも無意識に脳がモニター画面に反応して、脳がエネルギーを無駄遣いしてしまいます。とくに、デスクワークは体を動かす時間が少ないので、脳に疲労が溜まりやすいです。モニターはこまめに消して、脳に入れる情報を絞ってあげることが重要です。

　また、脳が同時進行でできる作業はせいぜい2つまで、一度に記憶できる容量は4つまでです。パソコンにToDoリストを付箋でべたべた貼っていると、先の作業まで脳が記憶しようとして集中力が低下します。脳の気が散らないように一つの作業に絞ったほうが「ワーキングメモリ」は有効に働き、作業効率も向上します。

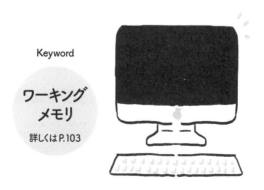

Keyword

ワーキング
メモリ

詳しくはP.103

あれもこれもと
始めるけどどれも終わらない

こうすれば 脳変 39

両手にモノを持たない

【応用例】

○ 作業から脱線しそうになったら、
　息を6秒吐いて4秒吸う「10秒呼吸」を行う

○ 食事中に何か思いついても食事を中断しない

○ 気分が乗ってきたら、あえてやることを減らす

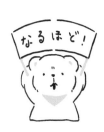

脳が
変わる
理由

あれもこれも持たないようにすると
脳の抑制機能が作用する

シングルタスクで行動の脱線を防ぐ

脳のメモリに空き容量をつくることで
作業効率が高まる

脳の容量を超えたマルチタスクに注意！ワーキングメモリを効率よく使おう

　決めていた行動からすぐに脱線してしまう人は、気づくと常に両手が違う作業をするモノで塞がっていませんか？　両手を塞がないようにするだけで脳内の抑制機能が働き、一つの作業を完結させる態勢が整います。手があいたからとつい別のモノに手を伸ばしたくなるときは、呼吸数や心拍数が上がっているか、呼吸が止まっていることが多いです。そんなときは6秒かけてゆっくり息を吐き、4秒かけて吸う「10秒呼吸」を意識すると、衝動をコントロールできます。

　また、脳内の容量を超えた「マルチタスク」を設定すると、脳の記憶機能である「ワーキングメモリ」の機能低下につながります。一つずつ課題をこなす「シングルタスク」を心がけることで行動の脱線を防ぐことができるでしょう。やる気があるときは物事を一気に片づけたくなりますが、あえてひとつずつ取り組むことで、脳に空き容量ができて結果的に多くの課題をこなせます。

Keyword

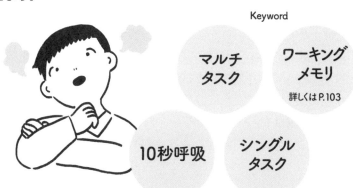

マルチタスク

ワーキングメモリ

詳しくはP.103

10秒呼吸

シングルタスク

こんな自分が **イヤだ!**

どうしたものかと 考えていたら2時間がたっていた

こうすれば 脳変 ⑩

15分ごとに 違う作業をする

シングルタスクを あえて行うことで 脳の疲労を防ぐ!

Keyword

マインド ワンダリング
詳しくは P.157

シングル タスク

フィード フォワード
詳しくは P.91

　脳が疲労してくると、作業中にぐるぐるとデフォルト・モードネットワークが起動して「マインドワンダリング」が起こりがちです。集中力が途切れてきたと感じたら複数の作業を用意して、15分ずつと決めて切り替えながら作業します。その際、作業中は別のことには手を出さず、あえて「シングルタスク」にするのが脳の疲労を防ぐことにつながります。

　また、脳は「フィードフォワード」によって、場所とそこでするべき行為をセットで記憶します。仕事中にコーヒーを飲むときは席を立ち、「デスク=仕事」と覚え込ませましょう。

こんな自分が **イヤ**だ!

どのファイルが最新か すぐにわからなくなる

こうすれば 脳変 41

ファイル名は「vol.1」「vol.2」と ナンバリングする

Keyword

迷わないファイル作りが毎日の脳トレになる

チャンキング

詳しくは P.157

　どんな作業をするときも、より大きな目標を設定して「これは○○の練習だ」と位置づけるようにしましょう。例えば、自分とは関係のない会議の資料作成を任されてしまったら、「情報を整理してわかりやすい資料を作る」ための練習と考えるのです。すると、脳は目標達成のための情報を関連づけてひとかたまりにしてくれます（「チャンキング」）。企画書などの文書ドキュメントのファイル名も、「たたき台」「完成版」「完成版修正」と名前をつけるのではなく、「vol.1」「vol.2」というようにナンバリングすると、脳がそれをチャンクととらえ、より大きな目標を達成するためのトレーニングになるのです。

"ちゃんとしっかり"やりたい!

こうすれば 脳変 42

「ちゃんと」「しっかり」などの感情的な表現をしない

Keyword

具体的な行動とその結果を言語化し、
脳が切り替え上手に

外言語化

　決められた作業になかなか取りかかれない。そんなときは、やるべき作業を口に出す「外言語化」が有効です。言葉にすれば、音声で耳にもフィードバックされるため、脳内でもイメージしやすくなります。「領収書の金額をデータ入力すると、机の上の領収書がなくなる」というふうに、具体的な行動と、その結果を付け加えるとより効果的です。その際は、「ちゃんと」や「しっかり」などの感情的な表現をしないこと。結果として生じる具体的な現象をつぶやきましょう。自分の脳にとって完成像がわかりやすい言葉を使うのがポイントです。

ワーキングメモリとは?

ワーキングメモリとは、あることを脳内にストックしておき、まず目の前の課題をこなし、それが終わったらストックされた情報を思い出して再開する脳の働きのこと。今はどちらに集中すべきかを巧みに切り替える抑制の機能です。不測の事態にも慌てない人は、不測の事態を脳の中にストックし、いったんペンディングしておくワーキングメモリが優れているからです。ワーキングメモリを鍛えるには、人の話を聞きながら手元で無意識に落書きをしたり、音楽を聴きながら1つの楽器の音だけを聴き分けてみると効果的です。脳に入ってくる情報をストックしながら、目的に見合った情報だけを取り出す力が鍛えられます。

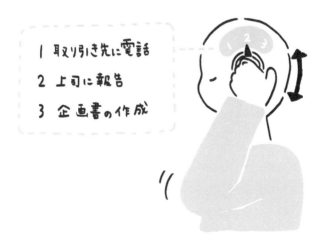

1 取り引き先に電話
2 上司に報告
3 企画書の作成

ワーキングメモリとは、今やっている作業を一時中断してほかのことを済ませたあと、元の作業を思い出して続けることができるストックやスイッチ機能のこと

物覚えが悪くて
失敗ばかり

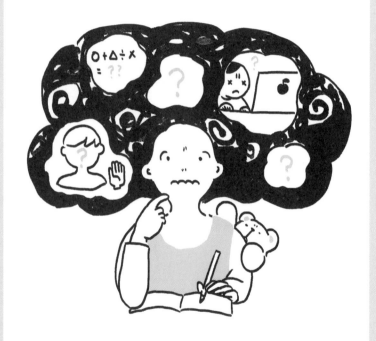

最近、人の名前と顔が一致しない……。
メモはしたものの、頭に残ってなくて
やることリストやリマインダーが手放せない!
昔はこんなことなかった気がするのに、これって老化?

こんな自分がイヤだ！

ToDoリストが手放せない

パソコンやスマホの見すぎで情報がパンク！

寝て起きたら大事なことを忘れている

資料が頭に入らない

スマホにメモしたこと自体を忘れている

こうすれば
脳変！

こんな自分が
イヤだ!

ToDoリストが手放せない

こうすれば 脳変 43

「やったことリスト」を作る

【応用例】

○ 大事なことは、相手の言い方や仕草も一緒に記憶するようにする
○ 記憶力が必要な作業は、空腹時に行う

脳が
変わる
理由

日常の行動から記憶することで
脳の負担を減らす

重要な出来事は
些細な記憶との結びつきで脳に残る

過去の経験を脳が記憶して
未来の行動につなげる

「やったことリスト」で経験を積み重ねれば 自然と脳が行動を改善してくれる！

　脳をフル活用するには、情報をひとかたまりにする「チャンキング」のほかに、「行動タグ」という方法があります。これは文字通り自分の行動にタグをつけて保存していくことで、日常の些細な出来事の記憶を使って、重要なことを覚える仕組みです。
　「ここを注意されたとき、上司の声がうわずっていたな」といったように、些細な記憶は重要な出来事の記憶を補足したり、それが薄れるのを防ぐ役割を果たしています。
　そんな行動タグの働きを最大限に活かすには、「やることリスト」よりも「やったことリスト」を作るほうが有効です。過去の自分の行動や記憶を言葉にすると、未来の予測が立てやすくなり、これから自分が取り組むべき課題がわかってきます。行動タグによって経験したことを積み上げていけば、脳が改善するための行動をとるようになり、着実に前進することができます。

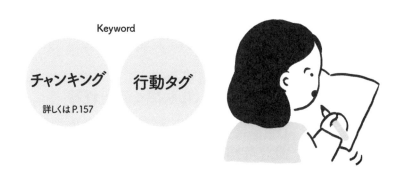

Keyword

チャンキング 行動タグ

詳しくはP.157

こんな自分が **イヤ**だ!　**資料が頭に入らない**

こうすれば 脳変 44

本や資料は
知っているところから読む

【応用例】

○ 自分が知っていることを、人に説明してみる
○ 習慣化させたいことは、まず4日続けてみる

脳が
変わる
理由

脳は既存の情報から
あいまいな部分を発見すると
取り込みやすい

繰り返し復習すると
脳の覚醒レベルも高く保たれる

「順番に勉強する」という
概念を捨てると勉強意欲が増す

知っているところから読むと
知らないところも脳が吸収しやすい

　新しい本や資料、教材を読むときは、1ページ目から順番に読む必要はありません。まず全体にざっと目を通し、すでに知っていることや興味のあるところから読みましょう。脳は、既存の情報の中に未知の情報が織り込まれている状態、つまり「安全が保証されたうえで新たな挑戦をしている」とき、もっとも覚醒レベルが高まります。自然と興味が湧いて集中でき、知らない情報まで吸収しやすくなるのです。逆に、知らない情報ばかりが羅列されていると、脳はフリージングしてしまいます。

　また、知っていることを人に説明してみるのも有効です。理解があいまいでうまく説明できないときは、脳の「セントラルエグゼクティブネットワーク」によって字面では学習したけど、「デフォルト・モードネットワーク」で使える知識に整理・加工できていない状態。知っていることを読み直すと、自分の言葉で理解を深めることができます。

Keyword

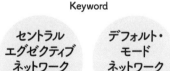

セントラル
エグゼクティブ
ネットワーク

詳しくは P.113

デフォルト・
モード
ネットワーク

詳しくは P.113

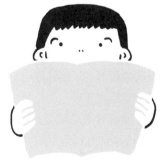

こんな自分が **イヤ**だ!

スマホにメモしたこと自体を忘れている

こうすれば **脳変** 45

メモは手書きでする

手書きのメモは
認知活動の負担が少なくて済む!

Keyword

認知活動

　メモは手軽にできるアウトプットですが、何にメモするかでその効果は大きく変わります。例えば、会議中にパソコンでメモを取ると、内容を丸写しする傾向が強くなり、意味をしっかり理解するのには役立ちません。一方、手書きのメモは、自分なりの解釈や疑問点、結論なども書き加える傾向が強く、内容を抽象化して要点をまとめたり、過去の知識と照合したりするのに効果を発揮するのです。これは、パソコンよりも手書きのほうが認知活動の負担が少ないため。学んだ知識を最大限に活用するなら、メモは手書きに変えていきましょう。

パソコンやスマホの見すぎで
情報がパンク!

こうすれば **脳変** ㊻

必ずデジタルデトックスの時間をつくる ✕

まばたきが減ると脳内の
情報処理がうまく働かなくなる

Keyword

デジタル
デトックス

デフォルト・
モード
ネットワーク
詳しくはP.113

　一日中パソコンで仕事をしている人は、デバイスで情報を見ない「デジタルデトックス」の時間をつくってみましょう。デバイスを使うと作業効率は高まるはずですが、逆に「デバイスの時間を制限すると仕事の成果が上がる」という研究結果があります。ディスプレイを見ているとまばたきが減り、脳内の情報処理を担う「デフォルト・モードネットワーク」がうまく働きません。またディスプレイは視覚情報に偏りすぎます。その点、手触りや大きさ、めくった音など多彩な感覚が得られる紙のほうが、作業の質や効率が上がるのです。

こんな自分がイヤだ！

寝て起きたら
大事なことを忘れている

こうすれば 脳変 47

寝る前にアロマオイルで
リラックスする

眠るための
体づくりで
睡眠の質をアップ！

Keyword

交感
神経系

コルチ
ゾール

レム睡眠

詳しくは P.165

　テレビやスマホを見て「交感神経系」が働いたまま眠ってしまうと、「コルチゾール」というホルモンが増え、「レム睡眠」が増えるので「昼間に記憶した内容を忘れ、作業の苦痛だけが残る」状態に陥ります。これを避けるには、就寝前に脳と体を高代謝状態から低代謝状態にチューニングする時間をつくりましょう。具体的には部屋を少し暗くして、マインドフルネスやストレッチ、好きなアロマオイルで脚をマッサージするなど心地よいと感じる行為をします。これにより、同じ睡眠時間でも質が改善されて、学習したことの記憶も定着しやすくなります。

**エグゼクティブ
ネットワーク
とは?**

脳の神経系には、集中しているときに働く「セントラルエグゼクティブネットワーク」と、リラックス状態のときに働く「デフォルト・モードネットワーク」があります。日常の中で、この2つが状況に応じて切り替わることで脳のバランスが保たれています。なので、一つの作業に集中しすぎていると、その後にマインドワンダリングが起こり、結果的に作業効率は落ちてしまいます。セントラルエグゼクティブネットワークで取り入れた情報は、デフォルト・モードネットワークで知識として定着されます。15分に一回は作業から目線を外すことが重要で、その際にスマホを見てしまうと2つが切り替わらなくなるので注意しましょう。

**デフォルト・
モード
ネットワーク
とは?**

ボーッとしていると怠けているという印象を抱きがちですが、実は脳にとって大切な時間なのです。何もしていない時間に脳内では、デフォルト・モードネットワークという神経回路が働いて「まとめモード」のように情報処理が行われています。ここで情報がまとめられ、一見、関連がなさそうな情報が結びつくとひらめきを生み出してくれます。ボーッとしたり、単純作業をしている時間や、友人とたわいもない話をしているとき、一瞬ですがまばたきをしているときもデフォルト・モードネットワークに切り替わります。考えごとに行き詰まって息抜きをしたら突然アイデアがひらめいたりするのはこれのおかげなのです。

Chapter ⑫

アイデアや ひらめきが湧いて こない

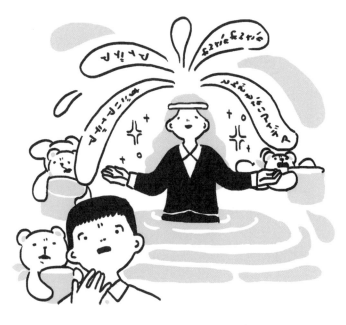

一度でいいから、「アイデアマン」と呼ばれたい！
カフェでカッコよさげに仕事をしたり、
ネット記事からアイデアの種を探したり、
ポーズは万全！ だけど、ひらめきは一向に降りてこない……。

新しい知識や
情報に触れると
疲れる

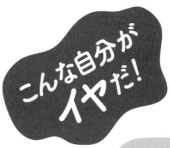

こんな自分が
イヤだ!

アイデア出しのために
ネット記事をダラダラ読んでしまう

完璧な企画書を
出そうと思うと
ぜんぜん完成しない

こうすれば

脳変!

頑張って
頭をひねっているのに
何も思いつかない

頑張って頭をひねっているのに何も思いつかない

こうすれば 脳変 48

いつものカフェで
仕事せずにぼんやりする

【応用例】

○ アイデア出しするときは、独り言や、
　黙って話を聞いてくれる人に一方的に話す

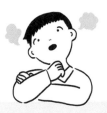

脳が
変わる
理由

デフォルト・モードネットワークを
機能させる

ぼんやりすることで
脳が記憶を整理する

Keyword

デフォルト・
モード
ネットワーク

詳しくは P.113

コツは「頑張る」のではなく 「ぼんやり」することにあり!

　アイデアを出したり、何かをひらめきたいときは「頑張る」のではなく、「ぼんやり」することが重要です。アイデアやひらめきが生まれるのは、脳が記憶の整理作業をして、別の分野の知識との結合ができたときです。脳が記憶の整理をしているとき、私たちはぼんやりしている状態になります。脳内のことなので、自分で「よし!　記憶を整理しよう」と思ってできるものではなく、脳の作業に委ねる必要があるのです。

　私たちがぼんやりすると、脳が「デフォルト・モードネットワーク」を使っている状態になります。いいアイデアを生み出そうとがむしゃらに頑張っても、デフォルト・モードネットワークはうまく使えません。「頑張ってるのにうまくいかない」と感じている方は、すべてやろうとあせらず、脳に「ぼんやり」を与えて頑張ってもらいましょう。これが有益なひらめきへの近道です。

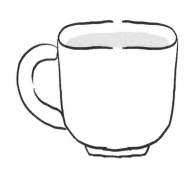

こんな自分がイヤだ！

アイデア出しのために ネット記事をダラダラ読んでしまう

こうすれば 脳変 49

ネット記事は 「詳しく読む」のではなく、 「キーワードを拾う」ために読む

ネット記事を詳しく読むのはNG。
キーワードを探そう

Keyword

検索キーワード

記憶にアクセス

　私たちがひらめくアイデアは、脳内にもともと存在していた記憶でしかありません。そこにたどり着くための言葉（つまり脳内の検索キーワード）が見つかったとき、初めてアイデアとして降りてくるのです。ネットで情報収集するときも、自分がたどり着きたいキーワードが見つからなければ、脳はその記憶にアクセスできません。記事の中からそれまで思い浮かばなかった新たなキーワードを探すようにすると、「そういえばあのとき使った方法が使えるかも」「あの人が言っていたことがヒントになるかも」と、自分の記憶から答えが見つかるようになります。

こんな自分がイヤだ! 新しい知識や情報に触れると疲れる

こうすれば **脳変㊿**

ひらめくために復習する

急に知らないことを頭に入れると
脳がエラーを起こす

Keyword

エラーレス・
ラーニング

詳しくは P.57

　近年、記憶のリハビリには反復して覚える訓練ではなく、「エラーレス・ラーニング」という方法が用いられています。単語を5個覚えられるなら、その覚えた5個に1個ずつ単語を足して覚えていくのがエラーレス・ラーニングです。新たなアイデアが必要だからといって、まったく知らないことを学んでも脳がエラーを起こしてしまいます。このことから、ひらめきやアイデアを生むためには新知識の獲得よりも、既存知識の再学習がおすすめといえます。脳にエラーを起こさない、少しの努力で達成できる課題を設定しましょう。

こんな自分が**イヤ**だ!

完璧な企画書を出そうと思うと ぜんぜん完成しない

こうすれば **脳変** 51

企画書は 7割出来で提出する

重要なのは「企画書」ではなく いい企画を作ること

Keyword

メタ認知

詳しくは P.165

　頑張って考えた企画書が見当違いだったと指摘されると悲しいものです。これは、自分が重要だと思っている箇所と、相手が重要だと考える箇所がズレているから。企画のなかで、どこが重要なのかを焦点化する作業が早い段階でできれば、結果的にいい企画書につながる確率は高いでしょう。重要な点を焦点化するには、自分の作業を客観的に振り返る「メタ認知」が必要ですが、メタ認知を用いなくても簡単に焦点化できる方法は、第三者の意見をもらうこと。一人で最後まで詰めようとせず、7割程度で提出して、他人からアイデアをもらいましょう。

▶▼▼ 😊🍃 用語解説 🍃😊 ▼▼◀

オキシトシンとは?

脳内物質のなかで、「幸せホルモン」「癒やしホルモン」など数々の名前を持つホルモンが「オキシトシン」です。主にパートナーとスキンシップをすると、ストレス軽減の効果があり、触られた相手よりも触っている自分のほうが多く分泌されることも実験で明らかになっています。

また、オキシトシンは自分と近しい人間が所属するグループの絆をより深める働きがある一方で、それ以外のグループを排除する作用もあるといわれています。ですから、仮に自分が望まないグループにいた場合、そこで絆が強くなってしまい、思考が偏っていくこともあります。そのことを理解してオキシトシンの作用をうまく利用しましょう。

認知コストとは?

どんな行動でも脳はエネルギーを消費していて、これを「認知コスト」といいます。人間は安静時の消費エネルギーが約100Wで、脳はそのうち20W程度を消費しています。脳のエネルギーは無限ではないので、できる限り認知コストを下げることで、本当にやりたいことに注ぎ込むことができます。これを実現するには、時間の使い方や仕事のやり方を見直して、環境を整えることが必要です。もっとも素早く脳の省エネにつながるのが、整理整頓です。散らかっているデスクでは、不要な視覚刺激を制御しなくてはならず、使うたびに余計な脳エネルギーを消費します。まず、デスクを同じ景色にすることから意識してみましょう。

自分で
決められない

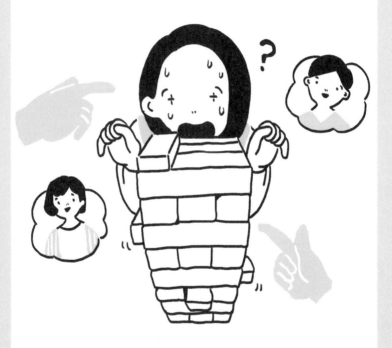

とにかく失敗するのがイヤだから、
ランチのメニューを決めるにもすごーく時間がかかる。
人の意見を聞けば聞くほど、自分に自信がなくなっていく。
ほら、長い物には巻かれろっていうし……。

こんな自分が**イヤ**だ！

ルーティンを
守らないと不安

何を着るかで
毎日悩む

ネガティブな
話題に
引きずられる

外食時、
自分だけ注文が
決まらない

何を買うときも
ランキングを
チェックする

こうすれば
脳変！

人に何か言われると
すぐに揺らぐ

こんな自分がイヤだ！ **ルーティンを守らないと不安**

こうすれば 脳変 52

いつもと反対側の歯から磨く

【応用例】

○ 好きなものを先に食べる派の人はあえて後に、後で食べる派の人はあえて先に食べてみる
○ 月に1日だけいつもより3時間前に寝てみる

脳が
変わる
理由

脳を活性化させるには
意識的な行動をする

ルーティンを見直すことで
脳内に新たな既成事実ができる

自分で決断する経験を積むと
脳の選択肢が広くなる

わざといつもと違うことをして
脳に「自己選択」をさせよう

なかなか決断ができない人は、いつも無意識のうちに行っているのとは違う行動を意識的に選択してみましょう。例えば、食事のときに普段とは逆の順番で食べてみたり、歯磨きを反対側からしてみたり。就寝時間も無意識に遅くなっていることが多いので、意識的に早く寝る日を設けてみるのです。脳には、負担を軽くするために、過去に行った行動を記録しておく仕組みがあり、日常生活のルーティンの多くは無意識の行動で成り立っています。

そこで、些細なことでも脳に「自己選択」を経験させると、自ら選んだ行為をうまくできるように脳が工夫を始めます。今までは「ナシ」だと思っていた行動パターンも、実際に行動して既成事実化すれば脳が「アリ」と認識するようになるのです。こうして自分で決断する場面を増やしていくことで、自分の脳の選択肢を広げれば、ルーティンを崩される不安はなくなります。

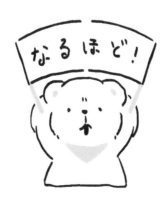

こんな自分が イヤだ!

**何を着るかで
毎日悩む**

こうすれば 脳変 53

着る服の色を限定する

Keyword

選択肢を狭めて脳に
「予期せぬ報酬」を期待させない

ドーパミン

詳しくは P.41

予期せぬ
報酬

　私たちは「ドーパミン」の働きによって、期待以上のご褒美（「予期せぬ報酬」）をもらえると、その後もご褒美をもらえる行動を続ける性質があります。例えば毎朝、着ていく服に迷ってしまう人は、中途半端に選択肢が多い状況に、脳が「予期せぬ報酬」を期待してしまっているのです。そこで、クローゼットの余分な服を処分したり、着ていく服の色を限定するなど、選択肢を減らすようにしましょう。すると、脳が迷わずに自己選択する経験を積むことができ、節約したエネルギーを重要な仕事や不測の事態への対応に回すことができるようになります。

外食時、自分だけ注文が
決まらない

こうすれば **脳変** 54

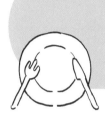

外食の注文は
10秒で決める

Keyword

失敗しても大丈夫。
外食を自己選択の練習の場にする

自己選択

　なかなか自分で決められないとき、「自己選択」に踏み切れない大きな要因は失敗の怖さ、つまり予測との大きなギャップを避けようとしているのです。なので、まずは失敗しても大きな損害にならないことから、「自己選択ぐせ」をつけてみましょう。例えば、外食に行ったらメニューを開いて10秒以内に注文を決める。迷っている時間と失敗リスクがあまり関係ない場面で、迷わずに決断することを脳に経験・練習させるのです。日常に溢れている選択場面を格好のチャンスととらえてみましょう。

こんな自分が **イヤ**だ！

ネガティブな話題に 引きずられる

こうすれば 脳変 55

好きなことについて いっぱいしゃべる

ネガティブな話題は 脳にとって大きなマイナス！

Keyword

外発的 動機付け
詳しくはP.171

内発的 動機付け
詳しくはP.171

　相手と悪口や不満で盛り上がったり、腹の立つ出来事を詳細に話した経験は誰しもあるでしょう。しかし、こうしたネガティブな話題は、たいてい他人の価値観や評価によって決められたもの。外部から与えられたご褒美（「外発的動機付け」）に従ってばかりいると、自分で選択や決断することができなくなってしまいます。一方、日々の楽しみや好きなことを積極的に話すと、自分の中から湧き起こる興味ややる気（「内発的動機付け」）をもとに行動しているのだと脳に記憶させることができます。内発的動機付けでは、失敗を恐れずに行動することができます。

こんな自分がイヤだ！

人に何か言われるとすぐに揺らぐ

こうすれば 脳変 56

他人からの「大丈夫？」はスルー

脳は、他人と違う選択をする人を
無意識に制止する

Keyword

内発的
動機付け
詳しくはP.171

外発的
動機付け
詳しくはP.171

　あなたが自分の意思（「内発的動機付け」）で何かを決断しようとすると、周囲から「本当に大丈夫？」などと言われることがあります。それを真に受けて不安になり、自分の選択を変えないようにしましょう。それは他人に「やめる」という行動を選ばれたことになり（「外発的動機付け」）、うまくいかなかったら人のせいにしてしまいます。人から「大丈夫？」と言われても、「私はあなたの行動の結果が予測できません」という意味だととらえ、スルーしましょう。そもそも人間は、自分が予測できない行動を決断する人を、無意識に制止しようとするのです。

こんな自分が
イヤだ！

何を買うときも
ランキングをチェックする

こうすれば 脳変 57

人気ランキングは見ない

✕

選ばされるのはNG。
「自分で選んだ」と脳に刷り込もう

Keyword

自己選択

　私たちが自分で選択する機会を奪っているものが、ランキングです。例えば人にお土産を持っていくとき、お土産選びに失敗したくないがために、人気ランキング上位のものを買うクセがついている人は、試しにランキングを見るのをやめてみましょう。脳には、自分で選んだことになっている行動は続けられるが、他人が選んだことになっている行動はすぐにやめてしまい、失敗しても学ばない性質があります。たとえランキングを参考にしたとしても、理由を後づけして「自分で選んだことにする」だけで、脳は失敗してもそこから学びとる力が得られます。

▶▼▼ 用語解説 ▼▼◀

交感神経／副交感神経（自律神経）とは？

　心臓を動かしたり、呼吸をしたり、自分ではコントロールできない体の働きを調整する神経が「自律神経」です。この自律神経には、エネルギーを発散する役割の「交感神経」と、リラックス時にエネルギーを蓄える「副交感神経」があります。状況に合わせて、2つが切り替わって働くことで健康を維持しています。また、春と秋の季節の変わり目に体調を崩しやすいのも、気温や気圧の変化に自律神経が対応できなかったことで起こります。そんなときは、起床時に朝日を浴びて脳に届ける、入浴後にひざ下に冷水と温水を交互にかけるなどで調節機能を正常化させ、自律神経を調整しましょう。

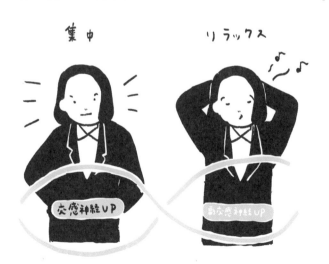

集中するなど興奮を伴うときは交感神経が優位になって緊張が高まり、作業が終わった瞬間から副交感神経が優位になりリラックスする

部屋が
ぐちゃぐちゃで
片づけられない

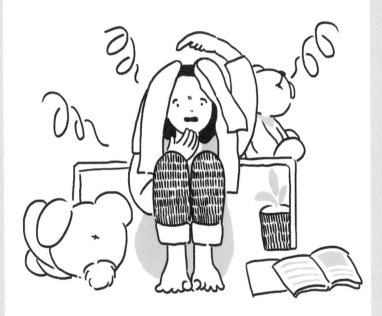

よーし片づけるぞ、と
改めて自宅の部屋を見回すと、シンクには食器が山盛り、
クローゼットからは服が溢れ、テーブルはぐしゃぐしゃ。
どこから手をつけていいのかわからない……。

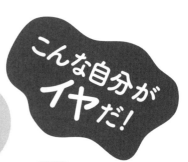

こんな自分が
イヤだ!

片づけようにも
どこから手をつけたら
いいかわからない!

こうすれば
脳変!

皿洗いがおっくうで、
シンクには食器類が
山盛り……

皿洗いがおっくうで、
シンクには食器類が山盛り……

こうすれば 脳変 58

食事を終えたら
そのまま皿を1枚だけ洗う

【応用例】

○ 調理が終わったら、鍋や大きなボウルだけ先に洗ってしまう
○ 洗濯物を取り込んだら、「一枚畳む」までを動作の区切りにする

脳が
変わる
理由

たまった食器の山を見せると
脳は負担を感じてしまう

「皿を洗う」までが動作の区切りだと
脳に覚えさせる

「皿を洗う」という次の行動を
脳が予測して準備できるようになる

ポイントはどこで行動を区切るか。 脳に負荷をかけない行動習慣を!

　食事が終わって食器を台所の流しに置いたままため込んでしまう。この先延ばし行動の原因は、流しに置かれたたくさんの洗い物を見ることで脳が高いリスクを感じ取り、それを避けようとするからです。先延ばし行為を防ぐには、どこで行動を区切るかがポイント。この場合、「食器を下げる」と「洗い物をする」という動作が区切られているので、行動を切り替えるとき脳に負担がかかり、めんどくさいと後回しにしてしまうのです。

　脳には行動の辞書のような機能があり、一度先延ばし行動をすると、同じ状況になればまた避けてしまいます。なので、「食事を終えたら流しで皿を一枚だけ洗う」までがワンセットの行為だと脳に覚えさせましょう。作業を終えたら次の作業にも少し手をつけて、脳に準備させるのです(「フィードフォワード」)。それだけで動作をつなげて記憶し、片づけを先延ばしにしない脳をつくることができます。

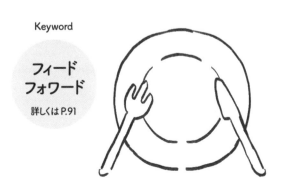

Keyword

フィードフォワード

詳しくは P.91

こんな自分がイヤだ！

片づけようにも
どこから手をつけたらいいかわからない！

こうすれば 脳変 59

作業のついでに
テーブルの上だけ片づける

【応用例】

- 皿洗いのついでにシンクを拭く作業だけやる
- お風呂の湯を抜いたついでに浴室をシャワーで流す
- トイレを流すついでに便座まわりを拭く

脳が
変わる
理由

実現したことのない
「未経験の目標」はやめる

「経験済みの課題」のついでに
「未経験の課題」をしてみる

「ハーフタスク」にすると
脳はやる気を出す

すべて一度に終わらせようとするのはNG。「ハーフタスク」を意識しよう

　片づけを先延ばししていると、「一気に片づけよう」「気になっているところを一掃しよう」という気分になることがあります。しかし、こうした「経験のない目標」を設定してしまうと、脳は予測できない状況に動きを止めてしまいます。脳が動きやすいよう、半分は経験したことがある「ハーフタスク」を設定してみましょう。今まで日常的に行ってきた動作の後に、1つだけ新しい動作をくっつけるとハーフタスクを作ることができます。

　ハーフタスクは、脳にとって「安全が保障されたうえでの挑戦」です。この課題を設定されると、自律神経の「腹側迷走神経系」が交感神経の働きを抑制し、適度に力が抜けたリラックスした体になります。脳は過剰に覚醒しないので、視野が狭くなることも、心拍数や呼吸数が上がりすぎることもなく体への負担も少なくて済みます。「メタ認知」を使って、自分の脳が望ましい結果を出せる課題設定をしてあげましょう。

Keyword

ハーフ
タスク

詳しくは P.81

腹側迷走
神経系

メタ認知

詳しくは P.165

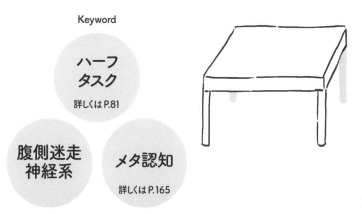

三日坊主で
決めたことが
続かない

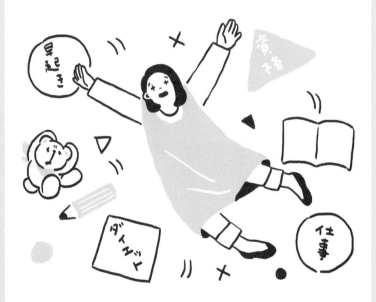

「継続は力なり」。
そうは思っても、ランニングや日記さえ
3日と続いたためしがない。
やっているうちに飽きちゃうし、いつも挫折の繰り返し。

「今日は疲れてるし」
「もうこんな時間だ」と
言い訳してしまう

こんな自分が
イヤだ！

「まだやることがこんなに残っている」
と思ったら疲れてしまった

いつも途中で
イヤになって
投げ出してしまう

こうすれば
脳変！

「今日は疲れてるし」
「もうこんな時間だ」と言い訳してしまう

こうすれば 脳変 60

いつも同じ時間帯にやる

Keyword

生体リズムを味方につけて習慣づける！

生体リズム

　脳内の神経伝達物質は「生体リズム」によって約1時間ごとに分泌量が変化するので、時間帯によって作業効率にバラつきが生じてきます。ですから、何か続けたいことがあるなら、あらかじめ取り組む時間帯を決めておくと、神経伝達物質のバランスが等しい条件下で作業することができます。条件が同じであれば、脳が調整しようとするムダな働きも省けます。

　一日のなかでもとくに、自分の意思でスケジュールが立てやすい朝イチがおすすめです。10〜30分間は、その作業だけに集中するようにしましょう。これを4日続ければ、脳が結果を予測しやすくなり、無理なく三日坊主にオサラバできます。

こんな自分が イヤだ！

いつも途中でイヤになって 投げ出してしまう

こうすれば 脳変 61

どこで行動が止まるのか 分析する

Keyword

どうしてできないかを分析すると できることが見えてくる

細分化

　ある行動が続けられない場合、作業を「細分化」してどの段階で止まってしまうのか分析してみましょう。例えば、「申請書類が期日通りに提出できない」場合、「ホームページを開く」「申請書をダウンロードする」「手引きを見ながら記入する」「わからないところを調べる」「送信する」と、作業を分解するのです。「今は全部記入する時間がないから」といつも記入の段階で止まってしまうなら、「タイマーをかけて5分だけやってみる」と決めて書いてみます。すると、「せっかくだからもう少しやっちゃおう」と、案外最後までできたりするものです。

「まだやることがこんなに残っている」と思ったら疲れてしまった

こうすれば　**脳変** 62

別の場所に座り「5分後に起きる」と宣言して目をつぶる

その挫折、
脳が疲れた
サインかも！

Keyword

マインド
ワンダリング
詳しくは P.157

エグゼクティブ
ネットワーク
詳しくは P.113

計画仮眠

　課題をこなしているときに残りの作業量が気がかりでイヤになってしまったら、脳が不確定な未来について考え「マインドワンダリング」を起こしています。作業開始から90分以上が経過しているなら、「エグゼクティブネットワーク」の活動が限界を迎えているサインでもあります。

　そんなときは場所を変えて、座ったまま目を閉じて「5分後に起きる」と言葉にしてから「計画仮眠」をとりましょう。また、「重みを感じるひざかけをかける」など、はっきりとした体の感覚を脳に届けるのも効果的です。

▶・▼ 🙂 用語解説 🙂 ▼・▶

4-6-11 睡眠の法則とは?

仕事上でいいパフォーマンスを発揮するために重要なのが、「起床4時間以内に朝日を浴びて、6時間後に目を閉じて、11時間後に姿勢を正す」という「4-6-11睡眠の法則」です。朝日を浴びることでメラトニンが減少して、16時間後に眠くなる体のリズムができあがります。次に眠気が訪れる前のお昼休みに、30分以内の仮眠を取り、深部体温がピークになる夕方に軽く運動をしておくと、就寝前に深部体温が一気に下がり睡眠の質が高まります。

この生体リズムを意識していないと、夜ふかし・朝寝坊の「社会的時差ボケ」が起きてしまいます。まず2週間続けるとリズムが修正されます。

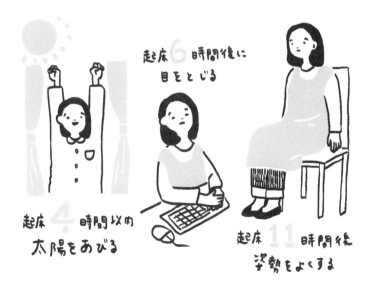

起床 6 時間後に目をとじる

起床 4 時間以内 太陽をあびる

起床 11 時間後 姿勢をよくする

忙しすぎて頭がフリーズしちゃう

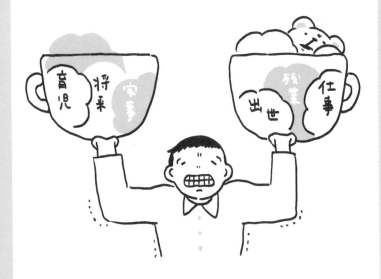

限られた時間を有効活用しないともったいない!
朝の通勤時間はサイトでニュースを仕入れながら、
メールを返して、会議の資料を読んでいる。
だけど、なんだか最近ぜんぜん頭に入ってこない……。

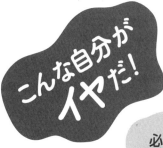

こんな自分が
イヤだ！

必要な資料を読んでも、
ぜんぜん頭に入ってこない

会議の連続で
頭の中がパンパン……

通勤中にニュースや
メールをチェックして、
会社に着いたら
もう疲れている

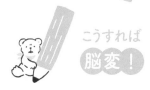

こうすれば
脳変！

こんな自分が**イヤ**だ！

必要な資料を読んでも、ぜんぜん頭に入ってこない

こうすれば 脳変 63

同じマンガを何度も読み返してみる

【具体例】

- ◯ 無意識に没頭できる単純作業を行う（靴を磨く、アイロンがけなど）
- ◯ 外食では決まったメニューを注文する
- ◯ 行きつけの店ではいつもの席に座る

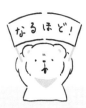

なるほど！

脳が変わる理由

ハーフタスクは、マルチタスクに追われる仕事モードとのバランスを取るためにも有効

極端なシングルタスクに没頭することで気分が落ち着く

毎日マルチタスクが続くときは
極端なシングルタスクでバランスを取ろう

　忙しすぎて、自分では意図していないのに「マルチタスク」を続けざるを得ないことがあります。そんなときは、経験済みのことと未経験のことが半々の「ハーフタスク」を応用して脳を休めましょう。ハーフタスクは仕事だけに使われるわけではありません。1日、1か月、1年という長い期間でとらえたとき、どんなタスクが配置されているかを俯瞰して、そのなかで優先すべきマルチタスクにエネルギーを集中するために、時には極端な「シングルタスク（単純作業）」を設けてバランスを取ることが大切です。自分の生活を振り返ってみて、その行動を取るとなんとなく気分が落ち着く単純作業はありませんか？　同じマンガを読む、靴を磨く、アイロンをかける……。忙しいときに無意識にしている単純作業は、自分のタスク調整にとても重要な行為で、脳のエネルギーのムダ遣いを減らします。落ち着く単純作業を見つけておけば、どんな状況でも乗り越えられるはずです。

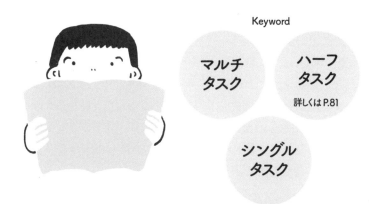

Keyword

マルチ
タスク

ハーフ
タスク

詳しくは P.81

シングル
タスク

こんな自分がイヤだ！

通勤中にニュースやメールをチェックして、会社に着いたらもう疲れている

こうすれば　脳変 64

通勤中は聞き慣れた音楽を聴く

冴えた頭で仕事をするために
あえてぼんやりする

Keyword

デフォルト・モードネットワーク

詳しくはP.113

　忙しい日々を過ごしていると、朝の通勤電車で一日のスケジュールを確認したり、ダウンロードしたドラマを見たりすることも多いと思います。しかし、これでは情報過多に陥り脳にとってよくありません。職場に着いてから、電車で詰め込んだ大量の情報を処理しようと「デフォルト・モードネットワーク」が活発になってしまうので、会議に集中できなかったり、人の話を聞いている最中に注意散漫になってしまいます。朝から冴えた頭で仕事をするために、通勤電車では何もせずにボーッとするか、聞き慣れた音楽を聴くようにしましょう。

こんな自分が **イヤだ！** 会議の連続で
頭の中がパンパン……

こうすれば **脳変** 65

友人と意味のない
ムダ話をする

情報でパンパンの頭を
おしゃべりでリセット！

Keyword

注意
エネルギー

　ビジネスシーンで相手の話を注意深く聞いたり、言葉を選ん
で交渉する会話では、「注意エネルギー」がフル活用されて脳
内は情報でパンパンになっています。一方、気の合う友人ととく
に意味のないムダ話をすると、頭の中の情報を整理できてスッ
キリし、その後はまた新しい情報を入れられます。何も考えずに
しゃべることは脳にとって運動と同じ。休日にスポーツする時
間は取れなくても、相手の話を適当に聞き流し、自分の話した
いことを話せる間柄の友人がいるなら大丈夫。その友人のおか
げで、あなたの脳は明日からも能力を発揮できるでしょう。

「しなきゃよかった」と すぐに後悔する

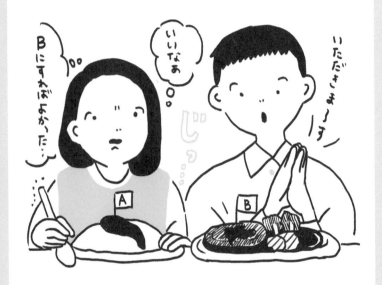

何をやってもやらなくても、いつも後悔してしまう。
失敗したことが忘れられなくて、
「もうこんな後悔したくない!」と思うと
行動に移すのが怖くなってしまう……。

こんな自分が
イヤだ！

せっかくの休日なのに
一日ダラダラしてしまって、
後悔の嵐！

失敗したことが
いつまでも頭から
離れない

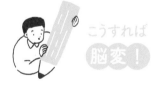

こうすれば
脳変！

後悔したくないばかりに、
行動に移せないことが多い

せっかくの休日なのに
一日ダラダラしてしまって、後悔の嵐!

こうすれば **脳変** 66

「明日はちゃんとやる」ではなく、「今日は休めてよかった」と考える

【応用例】
- ○ 「○○しなきゃ」ではなく、「○○する」と口にする
- ○ 「いつも」「ばっかり」と言わない

脳が変わる理由

「次こそは」「明日やる」
という言葉は脳にムダな
罪悪感を抱かせる

ドーパミンが幻想の期待感を
生み出し、失敗を繰り返してしまう

ポジティブな言葉でセロトニンを
生み出し、罪悪感から脱却!

負の言葉はムダな感情の記憶を
強めて定着させてしまう

　後悔しているのに繰り返してしまう人は、脳が罪悪感のループに溺れている可能性があります。何か失敗したときに「次こそは」が口グセになっている人は注意しましょう。この言葉は、失敗の罪悪感がかえって幻想の期待感を生んで「ドーパミン」を放出してしまい、失敗したときの行動を繰り返すようになってしまいます。そんなときは一日の終わりに「面白かった」「楽しかった」とポジティブな言葉にすると、満足感が幸せホルモンの「セロトニン」を生み、罪悪感のサイクルから脱却できます。

　また、脳には睡眠中にネガティブな経験や感情記憶を消してくれる機能があります。ところが、負の言葉を口にすると、ムダな感情記憶を強めて定着させてしまうのです。朝、二度寝をしてしまっても、「次こそはちゃんとしよう」ではなく、「今日はたくさん休めてよかった」と考えてみましょう。後悔の感情記憶を強めることなく、気持ちが軽くなるでしょう。

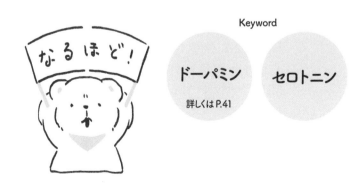

Keyword

ドーパミン

詳しくはP.41

セロトニン

後悔したくないばかりに、
行動に移せないことが多い

こうすれば 脳変 67

常に「○○の練習」と意識して行動する

【応用例】

○ ファイル名は「vol.1」「vol.2」とつけて、
常にバージョンアップし続けているイメージを持つ

脳が
変わる
理由

ポジティブ思考の人はチャンクを
つくる能力に優れている

目の前の作業を、
「より大きな目標」のための
練習と位置づける

脳はご褒美を設定すると
作業効率を上げるようになる

「チャンク」をつくる能力を
鍛えることで、前向きな人になる！

チャンキング

詳しくはP.157

　前向きな人は全員ポジティブ思考というわけではなく、自分にとっていい行動を関連づけてひとかたまりにする「チャンク」をつくる能力（「チャンキング」）が優れているといえます。例えば、「休暇」という言葉をそれだけでとらえず、「休暇は家族と過ごす時間」という一つのグループに結びつけます。すると、脳が休暇というご褒美に向けて、作業効率を上げて残業を減らすような行動を積極的にとるようになるのです。

　チャンクの能力は、前頭前野外側部の働きを鍛えることで高まります。そのためには「常に〇〇の練習だ」という意識を持って行動することです。最初からグループ分けや関連づけすることを考えずに、自分の中でそう決めるだけでOK。その姿勢で目の前の作業に向き合うと、別の作業も関連づけて考えられるようになり、「すべては〇〇のための練習」と、自分の目標のために前に進み続ける人になれるでしょう。

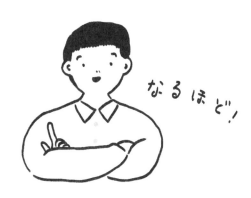

なるほど！

こんな自分がイヤだ!

失敗したことが
いつまでも頭から離れない

こうすれば 脳変 68

「忘れることノート」を作る

「忘れること」は、実は能動的な現象。
忘れるために書こう!

Keyword

脳の
パフォー
マンス

　人間にとって忘れることは受動的な行為のように感じますが、実は脳にとっては能動的な行為です。脳に記憶してストックできる容量は決まっているので、詰め込みすぎると「脳のパフォーマンス」は低下します。

　有効なのは、手書きで書き出す「忘れることノート」を作ること。脳を休ませるべき時間にもムダに考えごとを続けてしまう人は、その考えごとにタイトルをつけて紙に書き出すとその後は考えなくなります。脳にため込んだ記憶を外部に転送するために書いてみましょう。

▶▼▼ 用語解説 ▼▼◀

チャンキングとは?

人間の脳には容量制限があるため、複数の情報を関連づけて一つのかたまり「チャンク」を作り、効率的に記憶力を高める記憶術のことを「チャンキング」といいます。人間が一度に記憶できるチャンクは4つなので、チャンクをうまく利用して引き出しを作ることによって、脳に負担をかけずに記憶を増やしていくことができます。

チャンキングはうまくいった行動を一つのパターンとして関連づけることが重要なので、結果よりも手順を振り返り、脳内でイメージトレーニングしたり、朝の日記にポジティブな言葉を記したりすると、チャンクが定着します。チャンキングを活用することで、前向きに行動できるようになります。

マインドワンダリングとは?

仕事に集中できずに、余計なことばかり考えてしまう状態を「マインドワンダリング」と呼びます。集中しているときの脳は狙った神経だけに確実に電気信号を届けています。しかしマインドワンダリングのときは、狙った神経以外にも電気信号が届いて情報伝達の効率が悪く、脳疲労を起こしてしまいます。ですから、マインドワンダリングへの対策を普段から意識しておくことが大切です。作業時間を90分以内に設定し、作業を細かく区切って行いましょう。文字を追うような作業中にマインドワンダリングは起きやすいので、あらかじめ作業とは関係のない考えごとと、考える時間を用意しておくのも役立ちます。

「○○したらどうしよう」
といつも不安

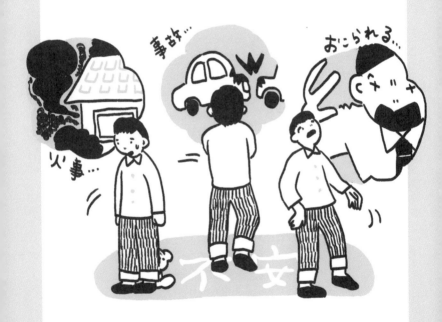

手持ちぶさたは不安だから、
SNSやニュースサイトの巡回が欠かせない。
こわばった体はガチガチ、呼吸は浅く、
緊張がひどいと、なんだかお腹の調子もよくなくて……。

こんな自分が**イヤ**だ!

緊張すると
お腹の調子が
悪くなる

ドキドキすると
呼吸が浅くなって
ますます不安に……

SNSやニュースサイトが
気になっていつも見てしまう

こうすれば
脳変！

仕事中に雑音が気になって
不安や焦りにとらわれる

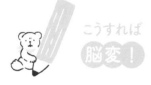

こんな自分がイヤだ！

仕事中に雑音が気になって不安や焦りにとらわれる

こうすれば 脳変 69

疲れているときは必ず湯船に浸かる

【応用例】

○ ストレッチでボディメンテナンスをする
○ バイノーラル録音の音源を聴いてリラックスする
○ お気に入りのアロマオイルの香りを嗅ぐ

脳が変わる理由

ゆっくりお風呂に入る、ストレッチをするなどは「内受容感覚」を生み出す

スキンケアやアロマの香りを嗅ぐのは「外受容感覚」を生み出す

脳の疲労は早く対処するほど回復も早い

心地よい感覚を脳に届けて
体がこわばったらひと休みも大切

「今日一日、何もできなかった」という罪悪感に苦しむと、恐怖で「フリージング（こわばって体が動かなくなる）」状態になることも。これは体の防御反応なので、このような状態に陥ったら自分がこれまで「気持ちいいな」と感じられた作業を、時間をかけて丁寧にやってみましょう。ゆっくり湯船に浸かる、ストレッチをして体をほぐすなどの「内受容感覚」を生み出す作業や、バイノーラル録音されたASMR動画を視聴したり、アロマの香りを嗅ぐなど、「外受容感覚」を生み出す作業でも◎。その感覚を脳に届ければ、フリージングは解けていくはずです。

　また、仕事中に周囲のものがやたら目に入ったり、雑音が気になってイライラしたり、不安や焦りに襲われたりしたら脳が疲労してきた証拠。いったん席を外して体を動かしたり仮眠を取りましょう。脳の疲労に早い段階で気づいて対処するほど、疲労からの回復も早くなりますよ。

Keyword

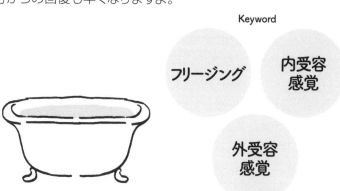

フリージング

内受容
感覚

外受容
感覚

こんな自分がイヤだ！

緊張すると
お腹の調子が悪くなる

こうすれば 脳変 70

発酵食品を摂る

気分は腸内細菌に影響を受ける。
腸内環境を整えることで
安心感が得られる

Keyword

腸内細菌　プロバイオティクス

　大事な日に限ってお腹の調子が悪くなるのは、気のせいでは
ありません。私たちの気分は、その一部が「腸内細菌」によって
つくられています。生きている細菌である「プロバイオティク
ス」をマウスに摂取させると不安が減り、気分が改善したとい
う研究結果が出ています。さらにヒトを対象とした実験でも、
プロバイオティクス入りのヨーグルトを摂取すると、不安な出
来事に遭遇したときにそれを不安と感じにくくなることがわか
っています。うつ病の患者さんは乳酸菌やビフィズス菌が少な
いという研究結果も示されているほどです。

こんな自分が**イヤだ！**

ドキドキすると呼吸が浅くなってますます不安に……

こうすれば **脳変71**

ゆっくり息を吐く

呼吸が安定していれば
不安な出来事にも
不安を感じにくい

Keyword

扁桃体

詳しくはP.221

　ひざがガクガクする、心臓がバクバクする……。私たちは「不安だな」と感じるとき、実はこうした体の反応が先にあって初めて不安に気づきます。なかでも速くて浅い呼吸は、私たちが不安を判断する典型的な反応で、息を止めていることも多いです。しかし、受けた刺激が快か不快かを判断する脳の「扁桃体」は、時に不快な刺激を受けていないのに「不安な呼吸」をさせます。逆に、たとえ不安なことがあっても、呼吸を安定させれば脳はそれほど不安を感じなくなるという仕組みになっているのです。不安を感じたときは、まずゆっくり息を吐いてみましょう。

こんな自分が イヤだ!

SNSやニュースサイトが 気になっていつも見てしまう

こうすれば 脳変 72

巡回サイトをひとつ減らす

脳に情報を与え続けるのはNG。 情報断ちで焦りを感じなくなる

Keyword

ノル アドレナリン

詳しくは P.171

　私たちの脳は、知らないことを見たり聞いたりすると脳内で「ノルアドレナリン」という物質が増え、高い集中力を発揮しますが、同時に不安や焦りの感情もつくられます。たとえ自分にとって不要な情報でも、「知っておかなきゃ」という気持ちを煽られるのです。目的もなくダラダラ情報収集するのは、空腹じゃないのに食べ続けるのと同じ。ムダなノルアドレナリンを出さないためにも、試しに普段巡回しているサイトから一定期間見ないものを一つ決めてみてください。「とくに困らない」「焦りを感じなくなった」と気づき、生産性も向上するでしょう。

用語解説

レム睡眠／ノンレム睡眠とは?

人間の睡眠には、睡眠中に急速に眼球が動く「レム睡眠」と、そうでない「ノンレム睡眠」の2種類があります。通常、眠り始めはノンレム睡眠からスタートし、浅い睡眠→深い睡眠→浅い睡眠を経てレム睡眠が出現します。深い睡眠だけが重要かというとそうではなく、睡眠の後半に集中するレム睡眠にも役割があります。レム睡眠中には、ムダな感情記憶が消去されたり、気分を安定させる役割があると考えられています。眠くなってから就寝する、休日も平日も起床時間をそろえるなど、睡眠を整えるとレム睡眠とノンレム睡眠の理想的な割合がつくられます。

メタ認知とは?

メタ認知とは、自分の認知を客観的に把握して制御すること、つまり「認知していることを認知する」という意味です。メタ認知を使って「自分は○○な傾向だ」と客観視することで、自分のよくない行動や習慣の改善につなげられます。自分を客観視するためには記録をつけるのが一番。一日の行動を表にしたり、指摘されたことを思い出して書き出したり、可視化すると行動は自然と安定します。その記述された事実を「こんな行動をする人はどうすれば改善できるか」と、第三者目線で他人事のように考えてみることでメタ認知は鍛えられます。自分を客観視できるようになれば、感情や行動のコントロールも容易になるでしょう。

季節の変わり目は いつも調子が悪い

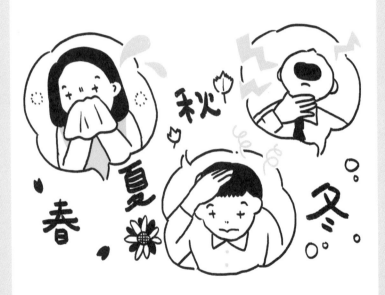

初夏がきたら五月病、秋が訪れると冬季うつ……。
季節の変わり目は必ずゆううつで調子が悪い。
なんなら、いつもたいてい体調が悪いような気すらする。
こんな私に「調子がいいとき」なんてあったっけ?

こんな自分が
イヤだ！

なんだか
ずっと体調が
悪い気がする

春と秋には
決まって心が
ゆううつになる

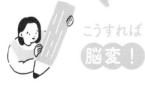

こうすれば

脳変！

春と秋には決まって心がゆううつになる

こうすれば 脳変 73

2月末と8月末は意識的に日光を浴びる

【応用例】

○ 疲れていてだるい日にこそ、軽い運動をする

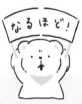

なるほど！

脳が変わる理由

季節が変わる
2か月前に日光を浴びると、
自律神経が準備できる

急激に交感神経活動が高まると
ホメオスタシスが働き
極端にテンションが下がる

2か月前の日なたぼっこが 五月病や冬季うつを防ぐ

　自律神経は、活動モードの「交感神経」と、リラックスモードの「副交感神経」がバランスを取っていますが、一年に2回、大きく切り替わるタイミングがあります。北半球では、春から夏にかけて副交感神経が働きやすく、秋から冬にかけては交感神経が働きやすくなります。これは日照時間の変化に影響されているので、季節が変わる2か月前くらい、とくに2月末と8月末に意識して窓際やベランダに出て日光を浴びることで、初夏の五月病や秋から始まる冬季うつを防ぐことができます。

　例えば、冬になって気温が低下すると、体は急いで交感神経活動を高めて体に熱をためようとします。するとテンションも上がりますが、これがしばらく続くと、体の状態を一定に保つ「ホメオスタシス」の働きによって、極端にテンションが下がります。この振り幅が小さいほど脳と体のコンディションがよいので、脳に日光を届けて季節の変化への準備をさせてあげましょう。

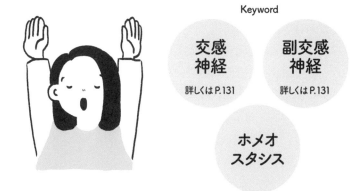

Keyword

交感
神経

詳しくはP.131

副交感
神経

詳しくはP.131

ホメオ
スタシス

こんな自分が**イヤ**だ！

なんだかずっと
体調が悪い気がする

こうすれば **脳変 74**

体調が悪い日の
行動パターンを思い出す

脳は「いい日もあった」
という変化に気づかない

Keyword

**行動
パターン**

　「いつも体調が悪い」「ずっと最悪」と思っている人は、体調が悪くなったときに取る行動パターンを思い出してみましょう。私たちは疲れていると感じたとき、コーヒーや栄養ドリンク、頭痛薬、マッサージなど回復のために何らかの行動を取っていることに気づくはず。逆にそれらの行動が減っているとき、つまり調子がよくなっているときの体の様子を観察するのです。頭が軽い、パッと次の行動に移れるなどのいいサインを見つけることができれば、体調がいい日を再現できるようになります。

▶・▼ 用語解説 ▼・◀

外発的／内発的動機付けとは?

人間のやる気を出すには動機付けが重要ですが、大きく「外発的動機付け」と「内発的動機付け」の2つに分かれます。外発的動機付けは他人から褒められたり、給料や昇進など外から与えられた条件でやる気になって行動します。一方の内発的動機付けは、周囲の評価ではなく、自らの興味や楽しみをもとに自分の中から湧き出るやる気です。2つの大きな違いは、失敗したときに前者はすんなり諦めてしまいますが、後者は挫折してもやり続ける傾向があります。これは動機付けに関係する脳の内側前頭前野という部位が働き、自分で選択したことを失敗とはとらえない仕組みがあるからです。

ノルアドレナリンとは?

ノルアドレナリンとは、注意や集中をつかさどる脳内物質。たくさんの選択肢や多くの情報から必要なものを抽出しているときに分泌されます。この物質は不安を生み出す働きがあるため、多忙でやることが山積みというときにはノルアドレナリンのせいで焦燥感だけが募り、仕事がはかどらなくなるのです。そんなときは、不要な選択を減らすことでノルアドレナリンの分泌を抑えることができます。コツとして、普段からやらないことを決めておきましょう。19時以降は仕事をしない、帰宅途中はスマホに触らないなど、日ごろから余計な選択肢を削っておけば、脳のパフォーマンスを発揮できる状態に持っていきやすくなります。

夜、寝足りなくて日中眠い

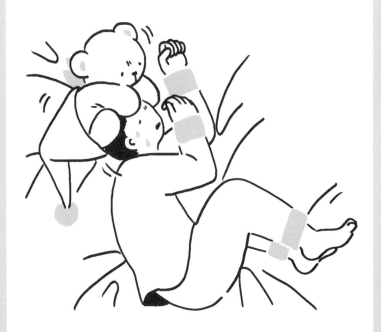

会議中に寝落ちしそうになってビクッ!
帰りの電車でウトウトして乗り過ごしの危機。
そのくせベッドに入ってもなかなか寝つけなくて、夜は寝足りない。
土日は寝だめしているのに一向に改善しないのはなぜ……?

こんな自分がイヤだ!

ベッドに入っても眠くならない

午後は眠すぎて仕事にならない

深夜にいっぱい食べて眠れない

帰りの電車では眠いのに夜は眠れない

頭や体がほてって寝つけない

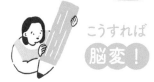

こうすれば脳変!

休日に寝だめしても平日は眠い

午後は眠すぎて
仕事にならない

こうすれば 脳変 75

昼休みに座ったまま
30分以内の仮眠をする

【具体例】

◯ 午後の眠気が訪れる前に仮眠する

◯ 椅子の背もたれに寄りかかり、頭を起こして仮眠する

◯ 「◯分後に起きる」と3回唱えてから仮眠する

◯ 昼休みは「計画仮眠」をした後に食事や会話をする

**脳が
変わる
理由**

脳は起床から8時間後に
眠気が訪れるようにできている

眠気のピークが来る前に
「計画仮眠」をするとよし

座ったままで30分以内の
仮眠をすると、午後の集中力が高まる

昼休みに「計画仮眠」を取れば午後もスッキリ!

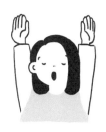

　午前中の作業に集中して交感神経だけを高めていると、口が渇いたり目が乾いたりしてきて、脳を休憩させないと午後に眠気が一気に襲ってきます。脳には起床時から「睡眠物質」が徐々にたまっていき、8時間後と22時間後（6時起床なら14時ごろと明け方4時ごろ）に眠くなる「睡眠圧」という仕組みがあります。そのため、眠気のピーク時に居眠りをすると深い眠りに入り、起きても脳が働かない「睡眠慣性」という現象が起こってしまいます。ですから、脳が眠くなる前の昼休みに、「計画仮眠」を取り入れてみましょう。

　仮眠は椅子に座ったまま目を閉じて、30分以内に収めるようにします。視界を遮断させることで脳が休憩状態になり、たまった睡眠物質が分解されて、仮眠後の作業効率が上がります。それ以上寝ると深い睡眠に入ってしまうので要注意です。自律神経を味方につけるには常に先手を打つのが大事。正しい仮眠で午後の集中力を上げ、ついでに夜の睡眠の質も高めましょう。

Keyword

睡眠物質

睡眠圧

詳しくは P.195

睡眠慣性

計画仮眠

帰りの電車では眠いのに
夜は眠れない

こうすれば 脳変 76

帰りの電車では寝ない

【応用例】

○ 夕方に一度席を立ち、体を動かす
○ 夕方にいったん散歩や買い物に出かける
○ ジムや筋トレは朝よりも夕方をメインにする

脳が
変わる
理由

深部体温は起床の11時間後、
つまり夕方にもっとも高くなる

夕方に深部体温を上げておくと、
就寝前に深部体温が下がりよく眠れる

筋トレや運動などは
夕方にするといい

夕方に体を動かして体温を上げると夜の寝つきがよくなる

　内臓の温度である「深部体温」が最高になるのは起床の11時間後、つまり夕方です。ここで寝てしまうと、就寝前に深部体温が十分に下がらず、よく眠れなくなってしまいます。帰宅の電車内では決して寝ないこと。また、駅ではあえて階段を使う、残業するならいったん席を立ちコンビニに行くなど、体を動かして深部体温を上げておくと、夜の寝つきがよくなるでしょう。

　また、筋肉量が多いほど深部体温が上がり、放熱時に体温が下がって寝つきがよくなるので、筋トレをしている人は、朝よりも夕方をメインにすると夜によく眠れるようになります。

　筋トレといっても、必要な運動強度はスクワット10回程度。これなら仕事を終えた後やリモートワークの合間にも取り入れやすいでしょう。ただし、深部体温リズムを整えるには、最低週4日以上の運動頻度が必要です。週末にプラスして、平日のうち2日は夕方に筋トレするスケジュールを組んでみてください。

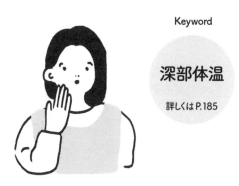

Keyword

深部体温

詳しくはP.185

こんな自分が イヤだ!

ベッドに入っても
眠くならない

こうすれば 脳変 ⑰

眠くならないうちは
ベッドに入らない

【応用例】

○ ベッドの中では読書やスマホを見るなど寝る以外のことをしない
○ 就寝前に読書習慣のある人は、
　ベッドの横に椅子を置き、眠くなるまで座って読む

脳が
変わる
理由

脳は「場所と行動」を
セットにして記憶する

ベッドでは寝る以外の行為をやめて、
「ベッド＝睡眠」と記憶させる

15分経っても寝つけなかったら
一度ベッドから出る

眠くなるまでベッドで待つと
余計に寝つきが悪くなる！

　睡眠がうまくコントロールできていない人は、誤った記憶が脳に刷り込まれている可能性があります。私たちは前日に寝つけない経験をすると、次の日の晩はつい眠くならないうちからベッドに入ろうとしがち。しかし、眠気が訪れるまでスマホを見る行為などが、かえって寝つきを悪くする原因になってしまいます。脳は「場所と行動」をセットにする性質があるので、「ベッド＝スマホ」と記憶してしまうのです。そうなると、脳内ではベッドに入るたびにスマホを見るための高代謝状態がつくられ、「視覚野」や「言語野」が働きやすくなります。ですから、ベッド上で寝る以外の行為を一切やめて、「ベッド＝睡眠」という望ましい習慣を覚えさせましょう。

　また、人間の大脳は眠るまでに時間がかかる構造になっています。15分たっても寝つけないようなら、いったんベッドを出て、脳に誤った記憶を覚えさせないようにしましょう。

Keyword

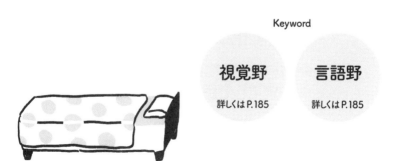

視覚野

詳しくはP.185

言語野

詳しくはP.185

休日に寝だめしても
平日は眠い

こうすれば 脳変 78

寝だめをやめて
15分早寝する

【応用例】

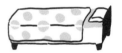

○ 休日の寝だめはしない
○ 平日と休日で就寝時間・起床時間を変えない

脳が
変わる
理由

毎日必ず寝ている時間帯＝
睡眠コアタイムが短いと、
日中も眠いまま

毎日の就寝時間・起床時間を
一定にして睡眠コアタイムを増やす

一日の睡眠時間より、
1か月の累積睡眠量が大事

睡眠コアタイムと
累積睡眠量を増やそう

　睡眠を見直すときは睡眠時間だけでなく、毎日必ず寝ている時間帯＝「睡眠コアタイム」を意識しましょう。例えば、平日は朝6時に起きて24時に就寝、週末は夜中3時に眠って朝10時起床という人の睡眠コアタイムは、3時から6時のたった3時間です。睡眠コアタイムが少ないと睡眠と覚醒の差があいまいになり、週末に寝だめしても平日の眠気は解消できません。毎日の就寝・起床時間をなるべく一定にして、睡眠コアタイムを30分でも増やすほうが昼間の眠気解消には役立ちます。

　また、あまりに寝つきがよすぎて意識を失うように眠る人は、実は慢性的な睡眠不足のサイン。そんなときは、いつもより10分でも15分でも早寝する習慣をつけましょう。医学的に大事なのは、一日の睡眠時間よりも、1週間や1か月の「累積睡眠量」。忙しくて睡眠時間を確保できない人も、一日15分早寝すれば1か月で7.5時間の累積睡眠量を稼げます。

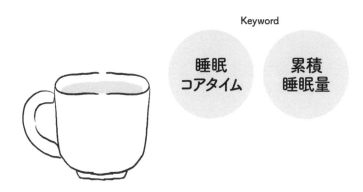

Keyword

睡眠
コアタイム

累積
睡眠量

こんな自分が **イヤだ！**

頭や体がほてって寝つけない

こうすれば 脳変 79

耳から上を冷やして寝る

【応用例】

◯ 入浴後にレッグウォーマーをつけて保温
◯ 就寝30分前に首や仙骨を温める
◯ 1週間カフェインレスをしてみる
◯ 入浴後、ひざ下に冷水と温水を交互に3回かける

脳が
変わる
理由

就寝前に体を温めると、放熱によって
深部体温が下がりよく眠れる

耳から上の頭部を冷やしながら
寝ると寝つきがよくなる

カフェインの過剰摂取は
成長ホルモンを減少させる

足首を温め、頭を冷やして
深部体温を調節しよう

　寝つきをよくするには入眠時の「深部体温」を下げる必要があります。そのためにはまず就寝前に体を温め、汗によって放熱させる方法が有効です。とくに、入浴時や入浴後に足首を温めると、足の裏から汗をかいて深部体温が下がります。ホットタオルで首や仙骨（腰とお尻の間にある三角形の骨）を温めるのもいいでしょう。また、寝る前にテレビやスマホを見る習慣があると、脳の温度が上がってしまい寝つきが悪くなります。冷やしたタオルや保冷剤を枕に敷き、耳から上を冷やしながら寝るのがおすすめです。ただし、首が冷えると副交感神経の活動が抑制され、目が冴えてしまうので要注意。

　ほかにも、仕事中にカフェインを摂りすぎると深い睡眠が奪われ、「成長ホルモン」が減少することがあります。昼間に眠気に襲われたり歯ぎしりするのはそのサイン。1週間程度コーヒーなどのカフェインを抜いてみるのもいいでしょう。

Keyword

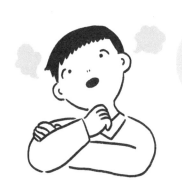

深部体温

詳しくはP.185

成長ホルモン

183

こんな自分が
イヤだ！

深夜に
いっぱい食べて眠れない

こうすれば 脳変 80

いつもは夜食べるお菓子を
朝に食べる

深夜のお菓子は
翌日の作業効率に悪影響あり

Keyword

絶食時間　　GI値

　夜中にお菓子を食べたり、深夜に帰宅してから夕食を摂る習慣がある人は、睡眠の質だけでなく、翌日の作業効率にも悪影響があります。昼食から夕食の間の「絶食時間」（何も食べていない時間）があいたり、逆に夕食から翌日の朝食までの絶食時間が短くなると、食事によってつくられるリズムが崩れ、日中にボーッとしたり、寝る前に頭が冴えてしまいます。これを避けるには、食後2時間の血糖値の上昇を示す「GI値」を基準に食事を選びましょう。GI値の高いお菓子類は、夜中ではなく朝イチに食べたほうが、リズムを修正できます。

▶▶▼ 用語解説 ▼▶▼

深部体温とは?

　　　　　人間の体には体温計で測る表面温度だけでなく、内臓の温度を表す「深部体温」があります。一日のなかでも深部体温リズムによって体温は上下し、同じ作業でも時間帯により作業効率に差が出ます。深部体温が最高になるのは起床11時間後で、もっとも低いのは起床22時間後です。温度が高くなる夕方ごろがいちばんパフォーマンスが高く、作業効率もアップします。日常で冷たい飲み物を摂取しすぎると深部体温が下がってしまい、体の不調につながります。睡眠のためには、就寝1時間前までに体を温めておくことが重要。夕方に筋トレをして深部体温を上げておくと、就寝前には放熱が促されて深部体温が下がり、よく眠れます。

視覚野／言語野とは?

　　　　　脳は「場所と行動」を関連づけて覚える仕組みがあり、映像に関する「視覚野」と言葉の理解や表現をつかさどる「言語野」などを働かせて、次回の行動に準備して臨みます。視覚野を効果的に働かせるにはデスクまわりをシンプルにして、こなすべき作業だけを見せます。やる気がなくてもデスクに座り、少しだけ作業をして既成事実をつくることも有効です。また、行動を言語化することで、言語野が活性化して行動に移しやすくなります。口に出す言葉は「外言語」といい、頭の中でつぶやく言葉は「内言語」といいます。外言語のほうが音声になって耳から入り、聴覚でフィードバックされるので記憶が定着しやすくなります。

起きたい時間に起きられない

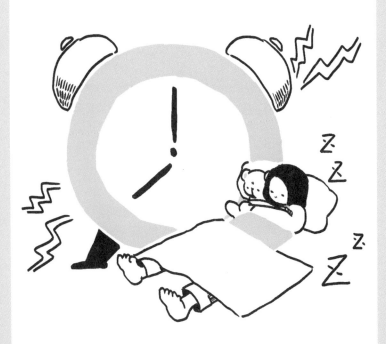

今日も朝からアラームが何度目かのスヌーズ音を鳴らす。
あー、起きなきゃいけないのはわかっていても
どうしても布団から出られない!
休日に寝だめしても、起きたい時間に起きたためしがないよ……。

こんな自分が
イヤだ!

布団から
出られない

寒い日は
動けない

つい二度寝
してしまう

寝だめしても
寝足りない

アラームの
スヌーズ音が
ずっと鳴ってる

こうすれば
脳変！

アラームのスヌーズ音が
ずっと鳴っている

こうすれば 脳変 81

スヌーズ機能を使わない

【応用例】

○ 就寝時に「○時に起きる」と3回唱える
○ 夜中に目覚めても時計を見ない

脳が
変わる
理由

スヌーズ機能は、起床準備をする
コルチゾールの分泌を狂わせる

就寝時に起床時間を
3回唱える自己覚醒法で、
コルチゾールの分泌が正確になる

夜中に目が覚めたときは、
コルチゾールの分泌を
狂わせないよう時計を見ない

コルチゾールとうまく
付き合うのが快眠の秘訣

　アラームを止めた数分後に再び鳴らすスヌーズ機能ですが、これを使うほど目覚めが悪くなることが実験でわかっています。人は、普段起きる時間の3時間前から、血圧を高める「コルチゾール」というホルモンを分泌し、起きる準備をしています。しかし、スヌーズ機能を使うと目覚めのゴールがずるずるとズレてしまい、脳がどの時間にコルチゾールを分泌すればいいかわからなくなるのです。

　そんなときは、就寝時に起床時間を3回唱えてから眠る「自己覚醒法」を使って、脳にコルチゾールを分泌するタイミングを教えてあげましょう。いきなりスヌーズ機能をやめて起きられないのが怖い人は、自己覚醒法と併用することから始めてください。また、夜中に目覚めたときに時計を見るのはNG。脳がその時間を基準にコルチゾールを分泌するようになり、夜中の同じ時間に目覚めやすくなってしまうのです。

Keyword

コルチゾール　自己覚醒法

詳しくはP.195

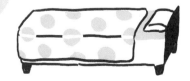

こんな自分が イヤだ！

布団から出られない

こうすれば 脳変 ㉘

目覚めたらまず 頭を起こす

少しずつ頭を起こして
負担を減らす

Keyword

重力方向　血流

　目は覚めているけど起き上がれない。そんなときは、まず頭を地面に対して垂直にすることから始めてみましょう。脳にとって、起床とは「重力方向」が変わること。重力に逆らって脳に急激に「血流」を届けて頭が痛くなったり、逆に内臓に配分される血流が少なくなって気持ち悪くなったりすることも。そんな負担を減らすために、まずは枕を丸めるなどして少し高くしたり、ベッドボードや壁に寄りかかったりして、徐々に頭の位置を高くするのです。最後は頭を完全に起こしてベッドの上に座ります。目覚めてから30分で立ち上がり、活動開始できたら成功です。

こんな自分が **イヤだ!**

つい二度寝してしまう

こうすれば 脳変 83

目覚めたら窓から
1m以内で日光を浴びる

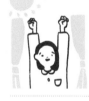

朝日を浴びると
夜に正しく眠くなる

Keyword

メラトニン

　朝、目覚めたら、できるだけ早いタイミングで窓際に行って太陽の光を浴びましょう。具体的には窓から1m以内に10分以上いると、一日の長さを決める物質「メラトニン」の分泌が止まる2500ルクス以上の光を浴びることができます。ベランダなど外に出ると、光の強さは1万ルクス以上になるので、1分程度でも十分効果的です。脳は光を感知してから約16時間後に眠気をもたらすため、朝、日光を浴びることで夜の睡眠リズムを正しく設定することができるのです。

寒い日は
動けない

こうすれば 脳変 84

起き抜けに
温かいものを飲む

【応用例】

○ 寒い朝は起床1時間前から室温を温める
○ シャワーを血管の通り道である首や足首などに当てる

脳が
変わる
理由

冬の目覚めが悪いのは、
深部体温が高まりにくいから

起床1時間前にエアコンタイマーで
部屋を温めるとスッキリ目覚められる

起床後に温かいものを飲んだり、
シャワーで首や足首を温めると
パフォーマンスが上がる

起床前に深部体温を上げるのが
冬にスッキリ起き上がるコツ

　朝、スッキリと目覚めるためのカギは、睡眠をつかさどるリズムである「深部体温」にあります。深部体温とは内臓の温度のことで、体の表面体温とお互いにバランスをとるように働いています。暑いときは汗をかいて放熱することで深部体温が上昇するのを防ぎ、寒いときは鳥肌を立てて蓄熱し深部体温が下がるのを防いでいます。夏は目覚めがいいのに、冬の寒い朝、なかなか起きられないのは、室温が低すぎて本来上昇するはずの深部体温が高まりにくくなるからです。

　そんなときは、エアコンのONタイマーなどで、起きる1時間くらい前から室内を温め、深部体温が上昇しやすい環境にしてあげましょう。起床後に深部体温を高めることでもパフォーマンスはよくなります。温かいものを飲んだり、血管の通り道である首、脇の下、腰、足首にシャワーを当てたりすると血管が温まり、深部体温を上げることができます。

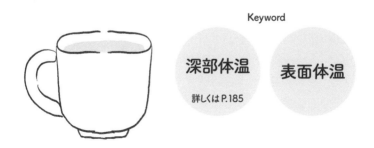

Keyword

深部体温

詳しくはP.185

表面体温

こんな自分が **イヤ**だ！

寝だめしても
寝足りない

こうすれば 脳変 85

平日と休日の
起床時間を変えない

休日だからと
昼すぎまで寝坊しない！

Keyword

睡眠
コアタイム

生体リズム

　理想の睡眠のためには、「睡眠コアタイム」と「累積睡眠量」が大事だと180ページで述べました。しかし、残業などで毎日の就寝時間がどうしてもバラバラになってしまうことがあると思います。そんなときは、起床時間だけでも毎日同じになるようにそろえてください。起床時間がそろっていれば、やがていつも同じ時間に眠くなるようになります。休日に昼すぎまで寝だめをしても、「睡眠コアタイム」がズレていたら睡眠不足は解消できません。まずは、平日と休日の起床時間の差を3時間以内に収めることから始めてみましょう。

用語解説

自己覚醒法とは?

自己覚醒法とは、「○時に起きる」と言語化することで、その時間帯に合わせて脳内物質のコルチゾールが分泌されやすくなるという性質を利用した方法です。本当は6時に起きたいのに7時に起きてしまう場合、まずは7時に目覚ましをかけて寝る前に「7時に起きる」と3回唱えます。翌朝、目覚ましより少し前の6時50分に目覚めることができたら、その夜は起きた時間の6時50分に目覚ましをセットして「6時50分に起きる」と3回唱えます。このように、「起きたい時間」ではなく、「実際に起きた時間」に次の日の目覚ましをかける方法を繰り返せば、徐々に理想の時間に起床できるようになるのです。

睡眠圧とは?

人間の睡眠には、「睡眠圧」という仕組みがあります。目覚めている間、常に脳脊髄液には睡眠物質がたまっていきます。この睡眠物質がたまった状態が「睡眠圧が高まった」状態で、その日の睡眠圧が高いほど、その後の睡眠は深くなります。この仕組みはゴムの力で石を飛ばすパチンコに似ていて、ゴムを引っ張るほど飛ばす力が強くなるように、睡眠圧が高いほどよく眠れるのです。前日の就寝時間が遅かったにもかかわらず普段と同じ時間に起きると、睡眠時間が短い分、睡眠物質が分解されずに睡眠負債として残ってしまいます。睡眠圧がとても高くなって猛烈に眠い夜にしっかり眠れば、睡眠負債は解消されるのです。

人に嫌われている気がする

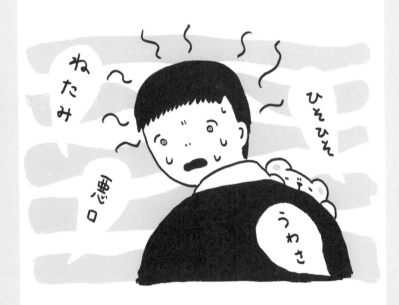

なーんとなく、人から好かれていない気がする。
好かれていないどころか、嫌われているんじゃないかと思う。
ついつい自分の意見を通そうとしてしまうし、
知らないことが恥ずかしくてすぐに知ったかぶりしてしまうし……。

こんな自分が
イヤだ!

知らない話題でも、
嫌われたくなくて
知ったかぶりしてしまう

つい自分の意見を
通そうとしてしまう

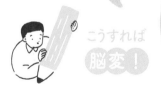

こうすれば
脳変!

人のイヤなところが
目につくので
自分もそう思われている
かもと不安

86 人のよかったところを口に出してみる（P.198）

87 「でも」は禁句。「賛成! さらに……」論法で話す（P.200）

88 思い切って「知らない」と言ってみる（P.201）

人のイヤなところが目につくので
自分もそう思われているかもと不安

こうすれば **脳変** 86

人のよかったところを
口に出してみる

【応用例】

○ 目標にしたい人のしぐさや振る舞いを口にしてみる
○ うまくいっている自分の姿や、そのときの一連の動作を具体的に想像する
○ 望まない状態や、嫌いな人の言動を言葉にしない

脳が
変わる
理由

脳は無意識に
他人の行動をまねる性質がある

理想の動作が記憶されると、
それを再現できるようになる

理想的な行動を言語化するだけでも
いい記憶として残る

他人のしぐさを見ただけで
無自覚にまねしてしまうのが脳

　脳には、他人のしぐさや行動を見ただけで、無自覚に自分も同じ行動をしていると感じる性質があり、これを「ミラーニューロン」といいます。ですから、会社では嫌いな人物ではなく、目標とする人物がいつも視界に入るように心がけましょう。できれば、まねをしたい相手と同じ方向を向いて横並びになると、ミラーニューロンはより効果的に作用します。

　また、実際には動けなくても、脳内で理想的な一連の動作をイメージする「メンタルプラクティス」をしてみるのも効果的。「あの人は忙しいときも、頼んだことにすぐ反応してくれる」というふうに、具体的にまねしたい行動を口にしながら想像すると、脳に迷いが生じなくなり再現されやすくなります。間違ってもまねしたくない人の行動を「なぜあんなことをするのか信じられない！」などと言語化するのはNGです。人の脳は自分の言葉に影響されて、よくも悪くも変わると心得ましょう。

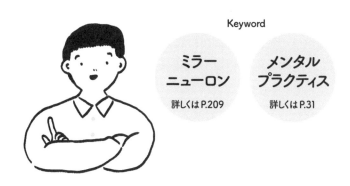

Keyword

ミラー
ニューロン

詳しくは P.209

メンタル
プラクティス

詳しくは P.31

こんな自分が **イヤだ！**

つい自分の意見を
通そうとしてしまう

こうすれば 脳変 87

「でも」は禁句。
「賛成！ さらに……」
論法で話す

信頼関係を築くには
口癖から
変えていこう

Keyword

腹側迷走
神経系

交感
神経系

　相手から何かを提案されたときに、「でも……」という言葉から始めるのはやめて、聞きたいことがある場合は「賛成！ さらに……」という返答を心がけましょう。「賛成！」と答えると、「腹側迷走神経系」が「交感神経系」を抑制して、相手との信頼関係を築き、脳が協力して問題を解決するモードに切り替わります。一方、「でも……」と口にすると、体は交感神経系が優位な高代謝状態になり、なんとか理屈をこねて提案を避けようとします。相手よりも自分が優位に立ったからといって、信頼関係は生まれません。相手を避ける口グセから変えていきましょう。

こんな自分が
イヤだ!
知らない話題でも、嫌われたくなくて知ったかぶりしてしまう

こうすれば **脳変** 88

思い切って「知らない」と言ってみる

知らないことは恐怖だからこそ
脳を解放しよう

Keyword

腹側迷走
神経系

交感
神経系

　職場で話していて自分だけ知らない話題が出てくると、焦って距離を取りたくなりませんか?　知らないことへの恐怖心が芽生えると、信頼をつかさどる「腹側迷走神経系」の抑制が解除されて、競争をつかさどる「交感神経系」が働くようになります。そうして他人からの評価が自分の行動の動機づけになると、悪い評価をされたくないと自分の行動を制限するようになるのです。脳がストックできる限られた情報量のなかで競争しても仕方ありません。思い切って「知らない」と言ってみて、いつも追い立てられる気分から脳を解放してあげましょう。

誘惑に弱い

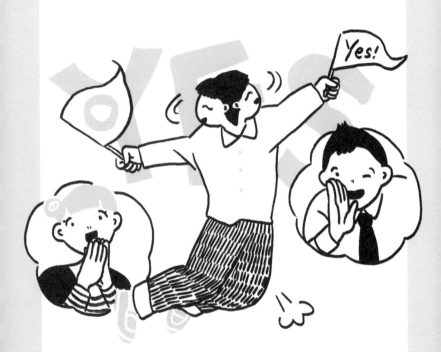

「いい人だよね〜」なんて言われたりもするけど、
実際の自分は単に断れないだけ。
そもそも、どう断っていいかわからないし。
SNSに投稿すると、イイネがつくし、まあいいか……。

誘われると、
どう断っていいか
わからない

こんな自分が
イヤだ!

「あー、今日もサボって遊んじゃった」と
SNSに投稿することで自分をごまかそうとしている

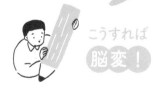

こうすれば
脳変!

「顔を出さなきゃ」と
プレッシャーを感じる

こんな自分がイヤだ!

誘われると、どう断っていいかわからない

こうすれば 脳変 (89)

誘惑を断つ決めゼリフを用意しておく

【応用例】

○「コロナが落ち着いたらまた誘って」
○「ごめん、週末は親族の集まりがあるんだ」
○(自分に対して)「せっかくだから、キリのいいところまでやっちゃおう」
○(自分に対して)「どうせなら今やっておこう」

脳が変わる理由

誘惑に負けてしまうのは、意志の問題ではなく戦略の問題

誘惑を断ち切る決めゼリフをあらかじめ用意しておく

誘惑の場面を避ける、別の用事を用意するといった対策も有効

誘惑に対する策をあらかじめ用意。
意志の問題ではなく、戦略の問題

　人は「見通しの悪い未来」、つまりやらなければいけない課題を前にすると、望まない「衝動的な行動」を選択し、誘惑に負けて目的とは別の行動をしてしまいがち。これは意志の問題ではなく、誘惑を予期できなかった戦略の問題です。そんなときは、誘惑に対する策をあらかじめ講じておけばいいのです。

　例えば、なかなか断れない飲み会の誘いに対しては、①「ごめん、また誘って」のような断り文句を決めておく、②誘われそうな場面を避けて逃げる、③習い事などの外せない用事を用意する、といった断り方が考えられます。同様に、「パソコンで作業中、表示された広告につられてつい商品を見てしまう」といった自分への誘惑に対しても、①「今、いいところだから」といった決めゼリフを用意しておく、②ネットにつながずに課題を始めてしまう、③席を立って水分補給をするなどの用事を用意する、といった対策で厄介な誘惑を回避しましょう。

Keyword

見通しの
悪い未来

衝動的な
行動

「あー、今日もサボって遊んじゃった」と
SNSに投稿することで
自分をごまかそうとしている

こうすれば 脳変 90

「徹夜でアニメ見ちゃった」と SNSに投稿しない

【応用例】

○ SNSに投稿するなら、「自分が充実を感じていること」を発信する

脳が変わる理由

「誘惑に負けたがなんとかなった」
経験はニセの充実感

他人との比較を評価軸にすると
低代謝状態になって
パフォーマンスが落ちる

自分にとっての
充実感を評価軸にすると行動を
コントロールできる

人生の主導権を
自分に取り戻そう

「誘惑に負けてしまったがギリギリで間に合った」という経験は、作業中の過度に「交感神経」活動が高まった状態による優越感をもたらします。これを「充実している」と錯覚してしまうと、他人との会話やSNSで「自分はいつもギリギリで達成するタイプだ」と公言するようになります。その結果、他人と比べたり、周囲からの評価が得られなかったりして落ち込むと、脳が「低代謝状態」になって不安や不満、やる気のなさを生み出す悪循環に陥るでしょう。そんなときは、日常生活のなかで「これができているときは充実している」と感じられる作業を見つけて、それに打ち込みましょう。自分にとっての充実感を評価軸にすると、自分のパフォーマンス状態を守り、行動をコントロールして誘惑に負けることもなくなります。他人との比較や評価にとらわれず、人生の主導権を自分に取り戻すのです。

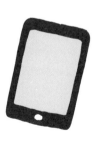

こんな自分がイヤだ!

「顔を出さなきゃ」と
プレッシャーを感じる

こうすれば 脳変 91

単に会うことが
目的の飲み会には行かない

重要なのは場所ではなく
目的を共有すること

Keyword

**ニューロ
セプション**

詳しくは P.215

　人脈につながるからと誘われるまま飲み会に行ったり、周り
にいる人が意識高そうだからとコワーキングスペースに行って
も、パフォーマンスは上がりません。重要なのは場所ではなく、
目的を共有することだからです。自分の行動が社会の一部にな
っていることを実感する、SNSで同じ目的を持って行動してい
る人の記事に共感する、目的を共有できるコミュニティに接す
る……。そんなとき、脳の「ニューロセプション」という仕組み
が働き、自分の置かれた環境にふさわしい神経回路のスイッチ
を入れて、望ましいコンディションをつくり出してくれるのです。

ミラーニューロンとは?

視界に入った他人の行動を無意識に追っていて、鏡に映したかのように自分の脳内で再現する仕組みを「ミラーニューロン」といいます。自分の中にはない行動でもこの働きで脳に記憶されることで、実際に行動の幅も広がっていきます。例えば、職場で目標にしている上司が常に視界に入るようにして、普段の言動やプレゼンでの間の取り方などを観察していると、いつの間にか自分も同じ行動ができるようになっているはずです。まねをしたい相手と同じ方向を向いたり、横並びの状態になるとより効果を発揮します。共同作業を行うと、さらに言動が移りやすく、自然に自分の行動を変えることができます。

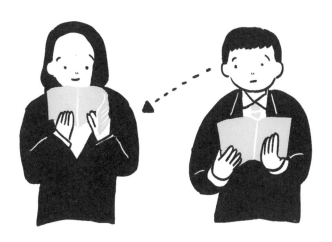

ミラーニューロンの働きによって、デキる人の普段の行動やテクニックをまねすることで自分もデキるようになる

人に意見を
伝えるのが苦手

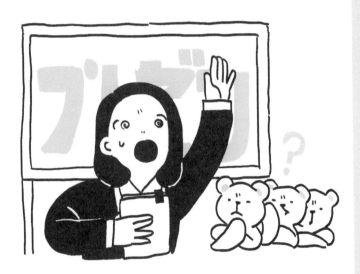

昔から人に自分の意見を伝えるのが苦手。
必死に伝えても、いまいち相手に響いた気がしない。
人前で話さないといけないプレゼンなんて地獄の時間!
上手に伝える同僚と自分、いったい何が違うんだ?

こんな自分が
イヤだ！

プレゼンや会議での
発言時には、
いつも緊張してしまう

必死に伝えている
つもりなのに、
いまいち相手に
響かない

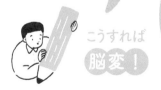

こうすれば

脳変！

必死に伝えているつもりなのに、
いまいち相手に響かない

こうすれば　脳変 92

「今までは」「ということは」「じゃあ」「例えば」を使い分けて話す

【応用例】

○「ボトムアップ型」の相手には、
　「事実➡アイデア➡結論」の順番で伝える

○「トップダウン型」の相手には、
　「結論➡理屈➡メッセージ」の順番で伝える

脳が
変わる
理由

物事を理解するには脳が「ハーフタスク」になることが重要

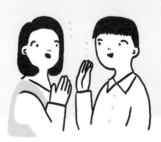

理解してもらうには、相手の脳に ハーフタスク状態をつくろう

　話がいまいち相手に響かないとき、他人に理解して行動を起こしてもらうには、相手の脳に「ハーフタスク」をつくる必要があります。相手が「半分は知っているけど半分は知らない」という情報になるように、伝えたいことを絞って、すでに知っている情報に1つ加えるようにしてみましょう。

　相手の脳の処理タイプに合わせる伝え方も有効です。もしも、相手が物事を手順通りに行ってゴールを目指す「ボトムアップ型」の場合は、「事実→アイデア→結論」の順番で伝えましょう。「今までは○○でしたが……」「ということは○○の方が……」というように、情報が時系列でつながるようにするのです。一方、ゴールのイメージを描いてから行動する「トップダウン型」の場合、「結論→理屈→メッセージ」の順番で伝えましょう。「そこで○○をして……」「例えば○○なら……」とゴールイメージを描かせてから詳細の説明をしてみましょう。

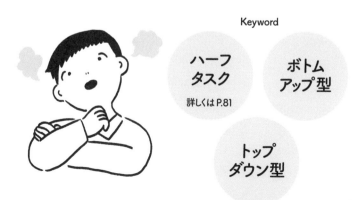

Keyword

ハーフ
タスク

詳しくはP.81

ボトム
アップ型

トップ
ダウン型

こんな自分が イヤだ！

プレゼンや会議での発言時には、いつも緊張してしまう

こうすれば 脳変 93

会話中は呼吸を止めない

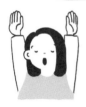

呼吸は感情のもと。
コントロールして
リラックス！

Keyword

呼吸　　扁桃体

詳しくは P.221

「呼吸」は生理現象であり、私たちの感情のもとになっています。不安で焦っていると、呼吸が速く浅くなると感じがちですが、実際は不安になる前に無意識に速くて浅い呼吸をしており、「扁桃体」がそれを感知して不安や焦りという感情を生じさせているのです。つまり、呼吸を変えれば感情も変わるということ。私たちは緊張する場面や、早口の人やプレッシャーをかけてくる相手と話すとき、呼吸が止まりがちです。自分が呼吸を止めている場面を振り返り、「この人と話すときは呼吸を止めないようにしよう」と意識するだけで、気持ちが楽になりますよ。

▶ ▼ 用語解説 ▼ ▼ ◀

ニューロ
セプション
とは?

ニューロセプションとは、自分が置かれている環境から安全や危険を察知して、それにふさわしい神経回路にスイッチを入れる脳の仕組みのこと。これは、脳内の複数の部位が担っていて、これらが体から吸い上げられてくる感覚情報をもとに腹側迷走神経系、交感神経系、背側迷走神経系を介してトップダウンで体を制御しています。仕事や作業をするうえで異常に騒がしい場所など、環境設定を間違えれば、ニューロセプションを介して望まないコンディションになってしまいます。反対に、周囲の環境をうまく整えることができれば、望ましい体調にもっていくことができ、集中して仕事や作業を行えるようになるのです。

能動注意
とは?

能動注意とは、文字通り能動的な注意のこと。ドーパミンが外部からの刺激に過剰な注意を向けてしまうのを抑えることができます。能動注意は必ずしも興味や好奇心を抱くものでなくても使えます。しかし、自身で注意力をコントロールするわけですから、訓練をしないとうまく使いこなすことはできません。そこでおすすめなのはアイロンがけです。アイロンがけはシワの方向やシャツの折り返しなど、細部を観察して上手にやらないと成果が得られない作業なので、自然に能動注意が使われます。ほかにも、鍋やグラスを磨く、トイレ掃除など、家事の多くが能動注意を鍛えられます。

後輩や部下が
何度言っても
変わらない

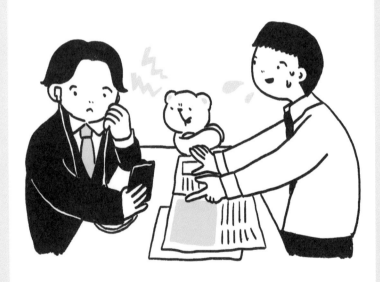

せっかく一生懸命説明しているのに
伝わっているのか、いないのか……。
後輩や部下とどう会話していいのかわからない！
世代の違いか、立場の違いか、それとも自分のせいなのか？

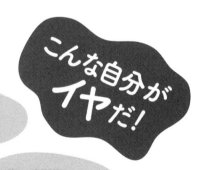

こんな自分が
イヤだ！

熱のこもったアドバイスをしても、
いまいち伝わっている気がしない

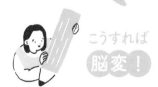

こうすれば
脳変！

後輩や部下と
どう会話していいか
わからない

熱のこもったアドバイスをしても、
いまいち伝わっている気がしない

こうすれば 脳変 94

いいこと ➡ 悪いこと
の順で伝える

【応用例】

○ いいことをしたときほど、具体的に褒めてフィードバックする

脳が
変わる
理由

「いいこと」（自分がしたこと）と
「悪いこと」（まだしていないこと）の
ハーフタスクをつくる

「自分がしたこと」を
褒めてからアドバイスすると
脳が受け入れやすい

褒められたことは習慣になる

相手の脳にとって大切なのは
「何がよかったか」ということ

　後輩や部下のやる気を引き出すには「褒めるのが大切」とよく言いますが、その際も相手の脳に「ハーフタスク」をつくってあげると効果的です。相手の間違いを指摘するとき、私たちはつい「もっと△△しておくべきだったね。でも、○○したことはよかったよ」と、「悪いこと→いいこと」の順に伝えがち。しかし、脳は「まだしていないこと」を言われても、予測できずストレスを感じて受け入れてくれません。そんなときは「○○したことはよかった。ただ、△△を改善すればもっとよくなったと思うよ」と、「いいこと→悪いこと」の順に話してみましょう。したことから先に伝えるだけで、脳内に50％の「経験済みのこと」をつくることができ、脳はやる気になります。また、褒められたことは習慣になるので、いいことをしたときほど何がよかったのか具体的にフィードバックしてあげてください。よかった行動の記憶を積み上げることが、相手の能力を伸ばすコツです。

Keyword

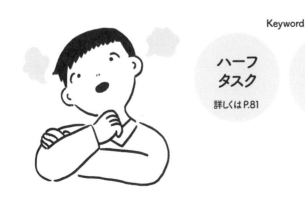

ハーフ
タスク

詳しくは P.81

フィード
バック

こんな自分が
イヤだ！

後輩や部下と
どう会話していいかわからない

こうすれば　脳変 95

インタビューするつもりで
会話する

「どうだった？」と質問することで
相手の記憶を掘る

Keyword

**ハーフ
タスク**

詳しくは P.81

　あなたの後輩や部下が目標を立てたり、今後の作業について相談してきたときは、相手のこれまでの経歴を「何をしたか」ではなく「どうだった？」と、インタビューのように詳しく聞いてみましょう。この質問には、相手の行動選択の基準になった記憶を掘り起こす力があります。自分の過去の記憶を積み上げることが「ハーフタスク」の材料となり、未経験の未来の目標や将来の課題についても、解決への見通しが立てやすくなるでしょう。インタビュアーのように質問することで相手は前向きな将来像を描き、成長することができるのです。

用語解説

扁桃体とは?

扁桃体は、自分にとって害のある刺激を見つけ、それに対抗する姿勢をつくる役割を担う部位。普段は前頭葉の内側領域と綿密に連携を取っていて、ムダな刺激には反応しないように調整されています。ところが、睡眠不足になると脳の能力が落ち、できるだけ早く害のある刺激を見つけようとするので扁桃体が過剰に活動するようになります。そうすると、ちょっとしたことでイライラしたり、気分が優れなくなったり、嗅覚が鈍感になってしまいます。このように、扁桃体の過剰活動は日常のパフォーマンスに悪影響を及ぼすため、睡眠不足を避けたり、バスオイルやアロマで嗅覚をチューニングして正常に保つようにしましょう。

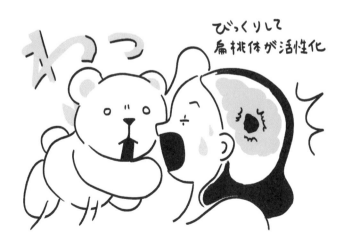

びっくりして
扁桃体が活性化

わっ

扁桃体は、受け取った刺激が快か不快かをとっさに判断するが、
睡眠不足だと過剰に反応してイライラしてしまったりすることも

他人のSNSを見て
気分がサガる

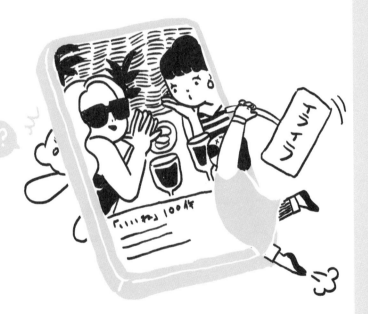

もちろんSNSがすべてじゃないなんて
わかってはいるけれど、
自分の毎日よりも楽しそうな投稿を見ると、
イライラ、モヤモヤ、あとちょっと落ち込む……。

こんな自分が
イヤだ！

意識の高い投稿を
ひねくれた気持ちで
見てしまう

キラキラした投稿に
イライラ、モヤモヤ……

楽しそうな投稿を見ると、
自分と比べて
落ち込んでしまい、
眠れなくなる

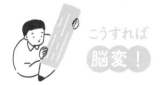

こうすれば

脳変！

キラキラした投稿に
イライラ、モヤモヤ……

こうすれば 脳変 96

モヤモヤしたら
家事にぶつける

【具体例】

○ デジタルデトックスをしてほかの作業に打ち込む
○ 作業はシングルタスクで集中できるものにする

脳が
変わる
理由

「能動注意」を使うと
ドーパミンが抑制される

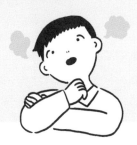

いらだちで高まった交感神経は
有効活用しなきゃもったいない！

　他人のSNSの投稿を目にして、「自慢しやがって」とイライラしたときは、画面を閉じたあとも疲れているはず。そんなときは、まず短時間でも「デジタルデトックス」。そして高まった交感神経を利用して、何らかの作業につなげてみましょう。仕事でも趣味でも家事でもいいので、芽生えた競争意識や怒りを、別の作業をよりよくするための動機づけに利用するのです。これも「メタ認知」のなせるわざ。アイロンがけでも、靴磨きでも、トイレ掃除でも構いません。ポイントは、必ずシングルタスク（単純作業）にすること。例えばアイロンがけなら、シワやシャツの折り返し部分などの細部を観察しつつ上手にやらないと成果が得られないため、自然と「能動注意」が使われます。能動注意とは自分から物事に集中する力のことで、これを使うことで「ドーパミン」の反応が抑えられるのです。イライラのエネルギーを有効活用しましょう。

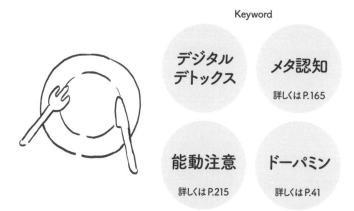

Keyword

デジタル
デトックス

メタ認知

詳しくは P.165

能動注意

詳しくは P.215

ドーパミン

詳しくは P.41

こんな自分が
イヤだ！

**意識の高い投稿を
ひねくれた気持ちで見てしまう**

こうすれば 脳変 97

やる気が落ちてるときは
SNSを見ない

Keyword

交感神経を
休めて
デジタルデトックス

**交感
神経**
詳しくは P.131

**デジタル
デトックス**

**副交感
神経**
詳しくは P.131

　緊張を強いられる仕事を抱えているとき、休日にSNSを見たりゲームをしたりして中途半端に「交感神経」を刺激するのは逆効果。いっそ汗をかくほどの運動をしたほうが、強制的に交感神経の活動が抑制され、かえって体は休まります。やる気が起きないときに、SNSで他人の意識高い「私はやってます」アピールを見るのも逆効果。スマホやパソコン、テレビなどを「デジタルデトックス」して、何もせずにひたすらボーッとしましょう。すると、何もしないことに耐えられなくなり、強制的に「副交感神経」の活動が抑制されて、やる気が起きてきます。

楽しそうな投稿を見ると、自分と比べて落ち込んでしまい、眠れなくなる

こうすれば 脳変 98

寝る前にSNSを見ない

寝る直前は脳の
チューニングタイム。
スマホはNG

Keyword

扁桃体
詳しくは P.221

**交感
神経**
詳しくは P.131

**高代謝
状態**

　寝る前にSNSを見ていたら、友人や知り合いの楽しそうな表情が出てきて、カッとなったり嫉妬したり、やる気をそがれたりしたことはありませんか？　睡眠不足だと脳の「扁桃体」が過剰に反応して、他人の表情などの情動刺激に対して不快やゆううつな気分になることがあります。寝る前にネガティブな感情が湧くときは睡眠不足の証拠。就寝前の30分間は「交感神経」の活動を低下させ、脳と体を「高代謝状態」から低代謝状態にするためスマホやテレビを見るのをやめ、マインドフルネスやストレッチ、ヨガなどの心地いい行為を挟みましょう。

遅刻されると
一日不機嫌になる

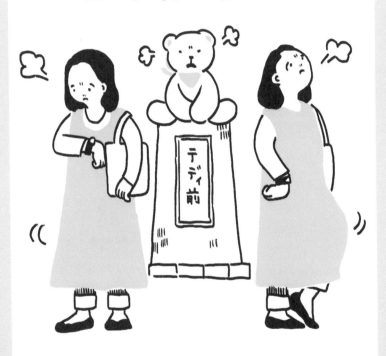

10分前に到着しているから、10分遅刻で20分のタイムロス。
まったく、人の時間をなんだと思っているんだろう！
悪びれもせず「ごめんごめーん」と
駆け寄ってくる姿にまたイラッ……。

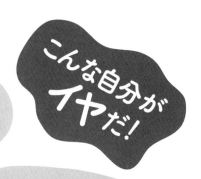

こんな自分がイヤだ!

自分は10分前に到着したのに、とモヤモヤが止まらない!

遅刻されると一日ずっとイヤな気持ちを引きずってしまう

こうすれば脳変!

こんな自分が**イヤ**だ！

自分は10分前に到着したのに、とモヤモヤが止まらない！

こうすれば 脳変 99

集合時間を2段階で伝える

Keyword

行動が予測できるように相手の脳を仕向ける

行動予測と
誤差修正

　脳は、予測した行動と結果に誤差があると、次はその誤差を修正するように行動します。しかし遅刻癖がある人は、遅刻してもしなくても「待っている人に会える」という結果は同じなので、「誤差修正」の情報が得られず遅刻が改善しないのです。そこで、「10時集合だけど、10時10分には出発するね」とか、「10時集合だけど、9時50分にはいるから早めに来てもいいよ」と集合時間を2段階で伝えてみましょう。最初の時間には間に合わなくても、10分先の未来であれば「行動予測」が立てやすくなり、間に合うような行動が取れるようになるはずです。

遅刻されると一日ずっと
イヤな気持ちを引きずってしまう

こうすれば **脳変100**

集合時間よりも
余裕をもってその日を終えることに
意識を向ける

Keyword

行動全体の終わりに
焦点を当てる

行動予測と
誤差修正　　行動の終点

　脳は予測していた動作のタイミングをはずされると負担に感じますが、あらかじめタイミングがはずされることを前提にしていると負担は軽減します。そこで、タイミングやテンポが合わない相手と約束するときは、一回一回の遅刻への対応に焦点を当てるのではなく、その日のイベント全体のゴールに焦点を当て、余裕をもって行動を終えることを目標にしましょう。すると、相手のタイミングに振り回される感覚から、はずされるタイミングを乗りこなす感覚へと変わり、遅刻癖のある人にもあまり腹が立たなくなるはずです。

脳を最大限活用できる！
24時間の使い方まとめ

起床してすぐ

◎ 窓から1m以内で太陽の光を浴びる

平日と休日の起床時間をそろえましょう。脳は朝日を浴びる
と、16時間後に眠くなります。休日でも起床時間は変えず、
光を浴びてから二度寝しましょう。（詳しくはP.191）

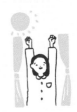

◎ 朝食

朝は深部体温が低い時間帯。脳の働きを高めるために、まず温か
い飲み物やスープを飲んで、直接内臓を温めましょう。「目を覚ま
すために」と冷たい飲み物を飲むのは厳禁。朝は血圧が急上昇す
るモーニングサージという現象が起きやすく、冷たい飲み物は血
管を収縮させ、脳卒中や心筋梗塞のリスクを上げてしまいます。

◎ 朝、日記を書く

行動力が高まります。（詳しくはP.36）

起床2時間後

◎ 重要な決断をする

テストステロンが増加し、もっとも決断力が高まる時間帯。テストステロンは、
大きな決断やリスクのある勝負事をする際に分泌される男性ホルモンです。ホ
ルモンの力を使って、大事なことはこの時間に決めましょう。

起床3時間後

◎ 新しい仕事に手をつける

メールチェックタイムにするのはもったいない！（詳しくはP.94）

起床4時間後

◎ もっとも創造的で知的な作業をする

記憶力、学習能力、集中力が高まる時間帯。データ分析など、
正確さを求められる作業をするのもおすすめ。

起床5時間後

◎ 突っこんだ議論や提案などにチャレンジする

白血球の活動が活性化し、メンタルがもっともタフな時間帯。当たって砕けろ精
神でチャレンジしたい。

起床6時間後

◎ ランチ前に30分以内の仮眠をする

仮眠で眠気を解消して、午後の活動に備えましょう。(詳しくはP.174)

◎ 昼食

よく噛んで食べると、興奮や炎症を鎮める脳内物質セロトニンが増加し、ストレ
スを減らしてくれます。この作用を利用して、ストレスを感じたときや集中力を
高めたいときに、ガムを噛むのもいいでしょう。ランチ中に情報収集すると脳が
消耗するので注意!

起床7時間後

◎ 午後は手と目が連動する仕事をする

書類・資料の作成や、事務的な作業を
するとベター。興奮と関連するホルモ
ンであるアドレナリンが高まり、気分
がよくなるので、思い切った提案や斬
新なアイデアの提案ができるかも。

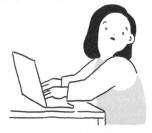

起床8時間後

◎ 頭を使わなくてもできるルーティン作業に徹する

睡眠物質が脳内に充満し、テンションが下がり、ボーッとする時間帯。
打ち合わせや会議はなるべく避けると◎。

起床9時間後

◎ 自分の行動を振り返り、作戦を練り直す

セロトニンの分泌により楽観的になる時間帯なので、自分の行動を素直に反省
できるはず。部下や後輩に指導するのもこの時間がおすすめ。受け入れてもら
いやすいです。

起床10～11時間後

◎ 定時に帰る準備をする

深部体温リズムにより、もっともハイパフォーマンスな時間帯。やると決めた仕
事をサクサクこなして、定時に帰れるように準備しましょう。

◎「今日やらないこと」を決める

今日のスケジュールを見直してみましょう。その日に終えるべき仕事と翌日に回
す仕事を振り分けて、明日に備えます。

◎ 軽く運動する

脳や体の疲れを取る、簡単かつ究極
の方法が睡眠です。質の良い睡眠に
必要なのは筋肉。夕方にゆっくりし
た筋トレをするのが効果的です。軽
い運動を習慣化すると、脳のリズム
も整いますよ。また、帰宅時間に電
車で寝てしまうと、深部体温のリズ
ムが崩れてしまうのでNGです。

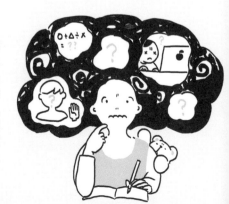

起床12時間後

◎ 夕食

夕食から朝食までインターバルを10時間とるようにすることで、朝食から生体リズムをスムーズにスタートさせよう。アルコールを飲みたくなったら、コップ一杯の水か白湯を飲んでから!

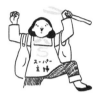

起床13時間後

◎ 寝る準備

部屋の照明を少し暗くして、脳に「夜」を認識させましょう。

◎ 入浴

浴室の照明を消すのも◎。自然と眠くなります。副交感神経が活発になるタイミングなので、思わぬひらめきがやってくるかも。入浴後、ひざ下に冷水と温水を交互に3回かけると、自律神経を鍛えられます。(詳しくはP.182)

睡眠1時間前

◎ 自己投資の学習タイム

知識が定着しやすいタイミングを有効活用。睡眠中は脳内で記憶がリプレイされることで記憶が定着します。ベッドで勉強するのはNGなのでご注意を。

ベッドに入ったら

◎ テレビ、スマホ、パソコンを遮断

脳も臓器。深部体温が上がらない行動を取りましょう。冷たいものを当てて耳から上を冷やすのも効果的。(詳しくはP.182)

◎ 15分たっても眠気が訪れなければ

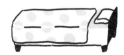

ベッドから出て、眠気を待つ。1時間ほどでやってくるはず!

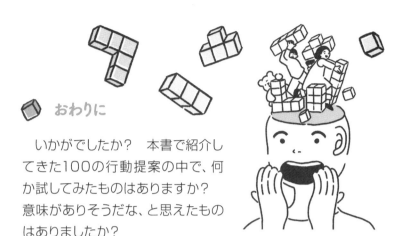

おわりに

　いかがでしたか？　本書で紹介してきた100の行動提案の中で、何か試してみたものはありますか？意味がありそうだな、と思えたものはありましたか？

　最近、「なんか充実しているかも……!」と感じることがあったら、それが何によるものなのかを客観的、分析的にとらえ直してみてください。それが、再び物事をうまく運び、次も充実を実感できるようになるための「再現性」につながります。

　私たちは、日々の生活の中で「うまくいかないこと」には簡単に気づくのですが、「うまくいっていること」には気づきにくい傾向にあります。これは脳が、予測したことと実際の結果が異なった場合を検出して、そのギャップを埋めるための対策を立てる仕組みになっていることに由来します。

　物事がうまくいったときは予測と結果の差が少ないので、派手な興奮や大きな達成感を得たような感じがしません。一方で、「なんか変だぞ」「こんなはずじゃないのに」というときほど脳は注意を引きつけられるので、自然と「うまくいかないこと」のほうに目が向いてしまうのです。

しかし、脳の注意は意図的に変えることができます。あえて「うまくいったこと」に注目することで、次からはどうすればうまくいくのか、その法則がわかるようになるでしょう。

　私は、クリニックの外来で患者のみなさんから「おかげさまで治りました」と言っていただくよりも、「なんか自信がつきました」と言っていただくことを目指しています。

　誰かのおかげで治ったときは、自分に起こった変化を観察することが少なく、また悪くなったときにどう対処すればいいかがわかりません。一方、自分で治すことができて自信がついたときは、また悪くなったときの手がかりを確実につかんでいるときです。

　健康や充実は、維持することが目的になると、途端に息苦しくなります。乱されること、崩されることを前提に、そんなときどうすればいいかの手がかりを持っておくことが、結果的に日々の健康や充実につながります。

　本書が、これからのみなさんの人生の「手がかり」の1つになったら、とてもうれしいです。しかし、この本をきっかけにみなさんが自分で行動を変えてみて、自分なりの「行動大全」を新たに創りだしていただけたら、そのほうが何倍もうれしいです。

　自分の行動大全は、他人のものとは違います。誰に見せるわけでもなく、他人から評価されるものでもありませんが、その行動大全は、あなたにとって大きな価値をもたらすはずです。ぜひ、自分だけの行動大全を、楽しみながら創ってみてください。

世の中の変化は目まぐるしく、確固たる未来を描くことは困難です。しかし、私たちが持ち合わせている脳と体の仕組みは、今までもこれからも同じです。

　脳は常に未来を予測し、現実とのギャップを埋めることにエネルギーを費やします。不確定な未来に向かう私たちは、その脳の仕組みを知り、その環境、その時代に合った脳の働き方を用意してあげる必要があるのです。

　みんなが同じような価値観を持ち、同じようなライフスタイルを送る時代に比べて、現代に自分の脳に合った環境を自ら創りあげることはたいへん難易度が高いです。しかし、自分の特性を知り、それを活かすことは、そのぶんやりがいも大きいと思います。

　自らを育て、自らの変化を発見し、自ら成長していくことを楽しんでいるとき、私たちは自分の人生を肯定することができます。本書をきっかけに、「こんな自分がイヤだ!」が、「自分っておもしろい!」に変わったら、これほどうれしいことはありません。

　本書を読んだみなさんが、これから自分らしい人生を歩んでいくことを、心から願っています。

2021年10月吉日

作業療法士　菅原洋平

参考文献一覧

●モデルベースシステム
Daw ND, et al: Uncertainty-based competition between prefrontal and dorsolateral striatal systems for behavioral control. Nat Neurosci 8: 1704-1711,2005

●脳内ネットワーク（DMN）
Buckner ,R,L, et al :The Brain's default network: Anatomy, function, and relevance to disease. Annals of NewYork Academy of Scienses, 1124,1-28,2008

●ワーキングメモリ
Osaka,N,: Individuan differences in working memory under "theory of mind" task; event related fMRI study. Proceedings of the 2nd International Conference on Working Memory,P5

●脳内時間
Namboodiri et al; A General Theory of Intertemporal Decision-Making and the Perception of Time.

●ドーパミンと報酬
Schultz W,et al : A neural substrate of prediction and reward. Science 275: 1593-1599,1997
Phillips PE, et al : Subsecond dopamine release promotes cocaine seeking. Nature 422: 614-618,2003

●ミラーニューロンと模倣
Oztop E, et al: Mirror neurons and imitation: a computationally guided review.
Neural Networks 19: 254-271,2006

●直感回路
Wan X, et al: Developing intuition: neural correlates of cognitive-skill learning in caudate nucleus.
J Neurosci 32:17492-17501,2012

●行動タグ
Nomoto M, et al: Cellular tagging as a neural network mechanism for behavioural tagging.
Nat Commun 7: 12319,2016

●まばたきとDMN
Nakano T,et al: Blink-related momentary activation of the default mode network while viewing videos.
Proc Natl Acad Sci USA 110: 702-706,2013

●運動と海馬
Soya H, et al: BDNF induction with mild exercise in the hippocampus.
Biochem Biophys Res Commun 358:961-967,2007

●逆U字曲線
Yerkes, R.M., & Dodson, J.D.: The Relation of Strength of Stimulus to Rapidity of Habit Formation.
Journal of Comparative Neurology & Psychology, 18, 459–482.1908

●内受容感覚
寺澤悠理,他:内受容感覚と感情をつなぐ心理・神経メカニズム.心理学評論57:49-66.2014

●フィードバック、フィードフォワード
Ito M: The Cerebellum and Neural Control, Raven, NewYork, 1984

●参考書籍
『ポリヴェーガル理論入門　心身に革命を起こす「安全」と「絆」』
ステファン・W・ポージェス（訳／花丘ちぐさ）, 春秋社, 2018

また、執筆にあたっては著者のこれまでの著作を再構成・再編集しています。

菅原洋平（すがわら・ようへい）

作業療法士。ユークロニア株式会社代表。アクティブスリープ指導士養成講座主宰。1978年、青森県生まれ。国際医療福祉大学を卒業後、作業療法士の免許を取得。国立病院機構にて脳のリハビリテーションに従事したのち、現在は、ビジネスパーソンのメンタルケアを専門に行うベスリクリニック（東京都千代田区）で、薬に頼らない睡眠外来を担当するかたわら、生体リズムや脳の仕組みを活用した企業研修を全国で行う。2020年からはすべての活動をオンラインで行い、リモートワークにおける生産性向上の研修にも取り組んでおり、その活動は、テレビや雑誌などでも注目を集める。主な著書に、13万部を超えるベストセラー『あなたの人生を変える睡眠の法則』（自由国民社）、12万部突破の『すぐやる!行動力を高める科学的な方法』（文響社）など多数。

● STAFF

イラスト／久野里花子	執筆協力／松嶋三郎、吉岡俊
ブックデザイン／鈴木貴之	校正・校閲／小西義之
DTP／松崎芳則	編集協力／小西麗

「できない自分」を脳から変える行動大全

発 行 日　2021年11月6日　初版第1刷発行

著　　者　菅原洋平

発 行 者　久保田榮一

発 行 所　株式会社 扶桑社
　　　　　〒105-8070
　　　　　東京都港区芝浦 1-1-1 浜松町ビルディング
　　　　　電話　03-6368-8887（編集）
　　　　　　　　03-6368-8891（郵便室）
　　　　　www.fusosha.co.jp

印刷・製本　サンケイ総合印刷株式会社